SOBREPENSAR NO ES LA SOLUCIÓN

MARI ZAFRA

SOBREPENSAR NO ES LA SOLUCIÓN

Cómo dejar de darle vueltas a tus problemas
y reconectar con el presente

DIANA

Obra editada en colaboración con Editorial Planeta - España

Bajo el sello editorial DIANA M.R.
Avenida Presidente Masarik núm. 111,
Piso 2, Polanco V Sección, Miguel Hidalgo
C.P. 11560, Ciudad de México
www.planetadelibros.com.mx

Primera edición impresa en España: mayo de 2024
ISBN: 978-84-08-28718-6

Primera edición impresa en México: enero de 2025
ISBN: 978-607-39-2220-3

Algunos de los nombres y de los rasgos característicos de algunas personas se han modificado para proteger su privacidad.

Impreso en los talleres de Corporación en Servicios
Integrales de Asesoría Profesional, S.A. de C.V.,
Calle E 6, Parque Industrial
Puebla 2000, C.P. 72225, Puebla, Pue.
Impreso en México – *Printed in Mexico*

A Patutino, por su magia.
A Gerry, por su amor.
A los enanitos del bosque, por hacerme reír.
A mi mamá koala, por dibujar pajaritos conmigo e ir en trineo.

ÍNDICE

INTRODUCCIÓN. TODOS SUFRIMOS, ASÍ QUE TODOS SOBREPENSAMOS

¿Alguna vez te ha costado conciliar el sueño a causa de algo que te preocupaba? ¿Vaticinas lo que va a ocurrir y eso te bloquea o te hace sufrir? Cuando algo malo te sucede, ¿sientes que las demás cosas que hay en tu vida se caen, que se vuelven insípidas, carentes de valor o indisfrutables por no poder sacarte de la cabeza aquello que te angustia? ¿Experimentas una ira particular ante la frase «tranqui, deja de darle vueltas, de seguro todo sale bien»? Estoy segura de que ya sabes que sobrepensar no es la solución, pero es más fácil decirlo que hacerlo, ¿verdad?

En la vida, habrá momentos en que la pases mal. A veces, muy pero muy mal. Si tienes este libro en las manos, quizá sea porque ahora, en este preciso instante, la estés pasando mal. Todos, por muy distintos que seamos, vamos en el mismo barco. Pero te digo más: la vas a pasar mal y te vas a preocupar. Te vas a aferrar a ese sufrimiento y le darás vueltas una y otra vez hasta que ya no sepas si te está afectando más lo que en realidad pasó o las ideas que te hiciste.

Y es que el ancestral arte de sobrepensar es algo humano. Es algo automático, no una particularidad tuya o de personas que tienen un problema.

El mundo moderno es un lugar complejo para nuestra mente: van aumentando los estímulos que atender y procesar. Eso desbloquea cada vez más áreas vitales en las que el dolor puede aparecer y, junto con este, nuestro abanico de conductas para relacionarnos con él.

Una de las principales respuestas universales al dolor que vas a encontrar en tu cajita de herramientas es el pensamiento negativo repetitivo, y de entre todas sus formas y características en este libro vamos a resaltar dos: la rumiación y la preocupación. Fenómenos que yo, que no soy tan rígida, denomino «sobrepensar». Creo que este concepto verdaderamente se ajusta a la descripción. Imagina que estás en la cama y que sobre ti se coloca una cobija tras otra, ¿cómo crees que se sentiría?, ¿es agradable?, ¿cuál te imaginas que podría ser el resultado? Imagino que el cerebro se queda igual con tantos pensamientos.

Hace algunos años, creía que quemarse el coco, como mucho, provocaba perder algo de tiempo y un poco de dolor de cabeza. ¡Qué equivocada estaba!

Rumiar significa engancharse a una cadena de pensamientos que, en sí misma, jamás termina. Es pensar en bucle sobre algo que duele intentando llegar a la clave para que el dolor se vaya. Puede parecer un plan genial si lo que quieres es hundirte aún más en la miseria y no resolver nada. Rumiar no es reflexionar y hallar la solución a un problema; es algo que descubrirás leyendo este libro. Rumiar es resistirse al dolor intentando justificar por qué este no debería existir. Rumiar es flagelarse con lo que debería haber pasado o estar pasando. Rumiar significa desconectarte de lo que te importa y no actuar.

¿Y cuál es el problema? Que, cuando nos aferramos a aquello que duele, no para trabajar con ello o tomar distancia, sino para darle vueltas, se acaban generando patrones de conducta y pensamientos muy rígidos. Es lo que se conoce como «inflexibilidad psicológica»: ante el dolor, nuestra habilidad para interpretar lo que ocurre y elegir cómo actuamos es muy reducida y suele acotarse a escasas acciones que no funcionan demasiado bien (rumiar es una de las más frecuentes). La inflexibilidad o rigidez psicológica genera que nos sintamos presos y desvalidos ante las situaciones dolorosas: es como si tuvieras que construir una casa con un destornillador. En casos en los que esta rumiación es intensa, limitante o persistente, esta rigidez psicológica está estrictamente relacionada con problemas psicológicos como la depresión o los trastornos de ansiedad.

Independientemente de esto, en este libro lo que nos incumbe no es si tenemos un trastorno psicológico. Aquí lo que importa es si nuestra forma de relacionarnos con el dolor está plagando nuestra vida de malestar y si nuestra vida está siendo valiosa o más bien una lucha fatigante. Instalarte en la rumiación te hace vivir en gris, como en los televisores antiguos.

No sé tú, pero yo me siento bastante exhausta de nadar en círculos con respecto al malestar. Esta es la razón principal por la cual me decanté por el tema y la estructura que articula este libro que sostienes. A quienes estudian Psicología les suele ocurrir un fenómeno concreto: la titulitis aguda. A mí también me pasó: quieren saberlo todo y estudiarlo todo, recorrer la liga Pokémon de los terapeutas, hasta que llega un día en que todo ese conocimiento se hace bola y empiezan a enredarse en teorías que postulan cosas contrarias; intervenciones en las que el principio activo se encuentra totalmente polarizado. Al final, todo pierde un poco de sentido. A mí me pasó tanto en mi carrera profesional como con obras de psicología: ya no sabía qué camino tomar ni qué leer; todo presumía de tener gran validez científica y todo se presentaba como la panacea.

Este no es uno de esos libros que van a presentarte tu dolor como un problema, como si sufrir no formara parte de la naturaleza humana. Nadie escapa al gran abanico emocional del malestar: frustración, tristeza, rechazo, soledad, vergüenza, culpa...; apréndete sus nombres, porque van a llegar en algún momento. Yo ya me cansé de luchar contra la sensación que me producen, me cansé de racionalizarlos, de intentar no hacer ruido por si aparecen. Me cansé de sobrepensar, de darles vueltas a las cosas y de torturarme.

Pese a que te digo que muchas de las conductas que se consideran perjudiciales para la salud mental llevan años abordándose de formas independientes —como si no fueran muchas de ellas respuestas disfuncionales al dolor—, yo escogí el noble arte de sobrepensar o rumiar como objeto de estudio central. Esto por diversas razones; en concreto, cuatro:

1. La universalidad de la conducta: nos pasa a todos.
2. El efecto nube: cuando estás lejos, la ves venir perfectamente, pero, en cuanto te metes de lleno, todo se envuelve de un halo espeso y cuesta más discriminar las cosas que ocurren. En ocasiones, la rumiación es difícil de detectar hasta que ya estamos exhaustos... ¡Y a veces ni así!
3. Las devastadoras consecuencias en la salud mental. Está relacionada con la aparición de distintas etiquetas diagnósticas, como aquellas referentes a la ansiedad en el caso de la preocupación (trastorno obsesivo compulsivo, trastorno de ansiedad generalizada...) o aquellas referentes a los estadios depresivos en el caso de la rumiación (depresión mayor, trastorno límite de la personalidad...).
4. Más allá de las etiquetas diagnósticas, la investigación está demostrando que los procesos de rumiación incrementan el malestar psicológico e inflexibilizan la respuesta al dolor: cada vez se experimenta más dificultad para actuar de forma adaptativa. Tú piensa que, mientras más vueltas les des a los problemas, mayor malestar y mayor di-

ficultad para resolverlos. A diferencia de otras conductas, la rumiación es capaz de evocar el dolor con una intensidad igual o mayor a la que se experimenta en el evento en sí (si es que este llega a ocurrir si no lo ha hecho ya, lo que es distinto).

A lo largo del libro, y para facilitar la lectura, verás que para referirme a cualquier forma en que el pensamiento negativo repetitivo se presenta utilizo la palabra *rumiación* (además de *sobrepensar*, *darle vueltas* y otros sinónimos más coloquiales). Pese a eso, me gustaría destacar que la rumiación y la preocupación son dos procesos distintos, aunque hay diferencias y similitudes entre ellos, por lo que me parece interesante repasar ambos conceptos brevemente.

> Hablamos de rumiación cuando los pensamientos nos llevan al pasado, mientras que la preocupación apunta más hacia el futuro. La rumiación nos empuja a darle vueltas al significado de lo que ha ocurrido, si bien la preocupación nos lleva a controlar y prevenir. La rumiación se asocia a trastornos depresivos, y la preocupación, a trastornos de ansiedad. Sin embargo, ambas son respuestas al dolor y buscan la forma de librarse de él. Más adelante, te explicaré sus características y cómo lo hacen.

Si bien, como digo, durante todo el libro englobo ambos conceptos en la palabra *rumiación*, hay dos razones más importantes que poco tienen que ver con facilitar la lectura.

1. Es relativamente sencillo pasar de la rumiación a la preocupación varias veces en un corto periodo de tiempo, incluso segundos.

2. Lo importante no es discernir si lo que haces es rumiar o preocuparte y cuándo. Para lo que aquí nos ocupa, que es la divulgación psicológica y tu bienestar, centrar tu mente en ponerle nombre a todo solo va a desviarte del camino.

En este libro no vas a encontrar la fórmula para librarte de la ansiedad o de los pensamientos intrusivos. De hecho, aquí el miedo es bienvenido, junto con cualquier otra reacción natural de tu cuerpo. Tampoco vas a encontrar un mensaje *flower power* para convencerte de que confíes en ti y en el universo, que todo irá genial. Lo que sí vas a encontrar es una nueva forma de abordar el dolor y la vida en sí mismos: dar la mano al dolor en vez de empujarlo. Desde esta perspectiva, nos centraremos en una de las conductas más universales y automáticas que existen: la rumiación.

Espero que este libro sea un empujoncito para que aprendas a detectar lo que pasa en tu interior y a diferenciar tu voz de la de tus pensamientos. El objetivo principal es que consigas ver los pensamientos, las emociones y las sensaciones como procesos que te ocurren para que des un paso atrás y no te gobiernen. ¿Qué pasaría si cambiaras tu manera habitual de reaccionar? Espero que esta lectura te ayude a mejorar cómo procesas lo que te ocurre y a tener una vida mucho más libre y flexible. O quizá no y este acabe siendo un libro bonito que decore tu habitación, en cuyo caso espero que el encuadernado te combine con las cortinas.

CÓMO LEER ESTE LIBRO

Me gustaría que este libro te acompañara sin expectativas; en ningún caso mi intención es forzarte a hacer nada que no quieras, ni siquiera a creer una sola palabra de lo que digo.

Hay tantas opciones en la sección de autoayuda que entiendo que la situación te cause desazón y desesperanza. Por eso, me gustaría que te quedaras con aquello que te parezca útil y funcione para ti.

Esto no es un libro de autoayuda, tal y como se entiende esta hoy en día. *Sobrepensar no es la solución* es una obra divulgativa, y eso quiere decir que en ningún caso pretendo que sustituyas un proceso terapéutico individual por su lectura. Tampoco hay un estudio que justifique que leer este libro en concreto ni ningún otro sea eficaz para cambiar la respuesta de rumiación. Sin embargo, todo el contenido que aparece aquí está respaldado por estudios empíricos de calidad y literatura variada y actualizada.

Es una obra bastante experiencial, por lo que verdaderamente creo que puede ayudarte a detectar la forma en la que te relacionas con el dolor y cambiarla. De hecho, tras la lectura, quizá decidas empezar un proceso terapéutico, o bien apuntarte a un curso de tejido o comprarte diez muñecos Funko Pop si es lo que te gusta.

A lo largo de estas páginas, encontrarás ejercicios que te harán experienciar los conceptos (no es obligatorio realizarlos, obviamente); algunos incluso puedes probarlos con otra persona y experienciar la reacción desde fuera. Otras prácticas exigen que cierres los ojos para explorar o imaginar, aunque entiendo que no es fácil leer con los ojos cerrados, por lo que aquí van algunas propuestas:

- Haz que alguien de confianza te lea el texto.
- Utiliza los QR, que puedes escanear con el teléfono, y accede al contenido en audio.
- Grábate leyendo el texto: así tendrás tus prácticas en audio.

LA TERCERA OLA DE LA PSICOLOGÍA VIENE AL RESCATE

Esta es la última nota antes de entrar en materia y presentar la explicación metodológica. En psicología, es importante conocer la rama de la cual proviene toda la información. Si bien para leer este libro no es necesario que sepas estos datos, ni mucho menos que los entiendas, te invito a que les eches un ojo, porque hay cosas relevantes. ¡A ver qué te inspiran!

Este libro se sustenta en las investigaciones e intervenciones de la psicología contextualista funcional, conocida popularmente como «tercera ola» o «terapias de tercera generación». Más específicamente, en dos de sus ramas terapéuticas: la psicología analítica funcional (FAP) y la terapia de aceptación y compromiso (ACT); ambas se toman de la mano y se suelen aliar bajo el acrónimo FACT.

A grandes rasgos, las terapias contextuales son aquellas interesadas en cómo se relacionan las personas con su contexto y cómo les afecta. Por supuesto, tienen en cuenta la naturaleza biológica del ser humano, pero rompen con la asociación reduccionista y causal entre la biología y la conducta. ¡Eres mucho más que la manera en que funciona tu organismo!

En la FAP, los patrones de conducta de una persona se entienden como fruto de su aprendizaje e historia personal e intransferible (¡por eso es tan importante que, si la estás pasando mal, te plantees un proceso terapéutico individual!). Es decir, que en este libro no vas a encontrar reglas causales férreas, como «Si sientes celos en tu relación es porque eres dependiente emocional y eso es lo que hay que trabajar» o «Si no te lanzas en tus proyectos es porque no confías en ti y eso es lo que hay que trabajar». En el contextualismo, pocas cosas se dan por hechas y el peso se le da a la función que subyace a la conducta, pues esta depende del aprendizaje y, por tanto, sus objetivos son diferentes. Por ejemplo, el deporte (conducta saludable) puede tener funciones muy distintas en dos personas si una lo practica por diversión y la otra, como herramienta para canalizar su ira.

La FAP es la que se encarga de aplicar las reglas de aprendizaje para reforzar aquellas conductas funcionales y a contracondicionar las que no lo son o extinguirlas.

La ACT, con el objetivo de conseguir flexibilidad psicológica, se centra en abordar cinco procesos distintos (atención flexible al momento presente, acción guiada a valores, compromiso con la acción, yo como contexto, aceptación incondicional y defusión cognitiva). La flexibilidad psicológica, considerada la piedra angular del cambio, nos permite responder de forma flexible a los eventos (nuestras emociones, por ejemplo) y guiar nuestras conductas hacia la construcción de una vida valiosa. Es decir, lo contrario de la rigidez de la que acabamos de hablar. Durante el transcurso del libro, quizá sin darte cuenta, irás entrando en contacto con todas estas áreas.

La teoría del marco relacional (RFT) fue impulsada por Steven C. Hayes y es un pilar esencial dentro de la psicología contextualista funcional y una de las protagonistas de este libro. La RFT se centra en cómo aprenden los seres humanos a relacionar sus experiencias internas y externas a través de la formación de marcos relacionales de lenguaje (que verás más adelante). Esto delimita la forma en la que percibimos el mundo y, en muchas ocasiones, cómo nos relacionamos con él.

La FACT no va a hacer que vivas una vida como la que se ve tras un filtro de Instagram, perfecta, bucólica y apolínea. Y es que la vida no es un anuncio de compresas en el que el primer día de regla tu mayor ilusión es montar a caballo y rodar colina abajo. Y esto es, precisamente, a lo que aspiramos en este libro: a soltar lo establecido, a romper con reglas verbales de la sociedad y nuestro propio aprendizaje. Hemos venido a construir una vida que nos resulte valiosa de forma particular. A construir la vida que tú quieres.

Recuerda que, aunque en nuestro teatro haya reservado un asiento VIP para el dolor, eso no impide que vivamos una vida llena de significado y de buenos momentos. Si Victor Frankl, autor de *El hombre en busca del sentido*, es capaz de reírse a carcajadas y encontrarle sentido a la vida tras su paso por un campo de concentración, estoy casi segura de que tú, yo y cualquiera podemos sobreponernos a casi todo.

PARTE 1

COMPRENDIENDO LO QUE TE PASA

1
LA VIDA SE NOS HACE BOLA

El dolor está ahí, cuando le cierras una puerta, llama para entrar por otra parte.

Irvin D. Yalom

No se puede hablar de fuego sin hablar de oxígeno, de la misma forma que no podemos adentrarnos en la rumiación mental sin hablar antes del dolor. Voy a ir directa al grano: la vida duele, y a veces muchísimo. Si lo no hiciera, vivir no tendría ningún sentido. Igual que concibes el día porque existe la noche, hay sensaciones agradables porque hay otras desagradables.

Los seres humanos hemos tachado al sufrimiento, la cara B de la felicidad, de malo de la película, de aguafiestas. Es un villano que aparece de entre las sombras con distintas caras: desde ese nudito en el estómago hasta ese sobrecogedor invierno helado que se te instala en el pecho. Y es que cuenta con un armario repleto de máscaras y disfraces gracias a nuestra compleja capacidad de percepción. Dentro de este elenco de villanos, los protagonistas más comunes son el Capitán Ansiedad, el Cuervo Desamor, Iron Soledad, *Lady* Dependencia Emocional, Superdepresión...

Hemos vilipendiado el dolor y dado el banderazo de salida en una carrera infinita para huir de él. Nos han vendido que así es como experimentaremos la felicidad más pura, plena y duradera. Pero te voy a hacer un gran *spoiler*: vas a tener que empezar a hacerte amigui de tu dolor, ya que intentar deshacerte de él sería como intentar deshacerte de tu propia sombra. Y, antes de que te enojes y mandes este libro a lo más profundo de tu biblioteca, deja que te explique algo; te prometo que mis intenciones son puras, ¡no pretendo deprimirte!

Al revés, si te quedas, intentaré que saques algo muy bonito y positivo de esto. Primero, voy a hacerme cargo de lo que te acabo de decir: que la vida duele es un hecho inevitable para el ser humano, pero ¿por qué? Te voy a hablar de dos razones principales, que irás conociendo más en profundidad durante la lectura:

Nuestra esencia biológica se rige por un único bien superior: la supervivencia.

Imagina que, para que estés a salvo, quiero que te recluyas durante un año en tu habitación. ¿Qué es más sencillo para mí, intentar que seas feliz entre esas cuatro paredes complaciéndote todo el tiempo o electrificar la puerta para evitar que la toques? Pues tu cerebro piensa algo similar:

Tu cerebro: Cada vez que te salgas de lo que yo creo que es conocido y, por lo tanto, no peligroso, te voy a enviar dolor.

Tú: Pero... es que así no soy feliz. Yo quiero cambiar.

Tu cerebro: ¿Es que no escuchaste a tu abuela? Más vale malo conocido que bueno por conocer. Mientras sigas con vida, por mí que no cambie nada.

Nuestro nivel de conciencia hace que nos importen cosas: si hay valor, hay dolor.

A la felicidad le pasó algo parecido al dolor, pero al revés: si el dolor ocupa el trono del villano, a la felicidad se la ha coronado como heroína. Y, cuando felicidad y sufrimiento se consideran categorías excluyentes, como si habláramos del día y la noche, la cosa empieza a oler mal, como cuando dejas un queso azul fuera del refrigerador durante un mes. Y es que aferrarse como un koala a esta forma tan polarizada y rígida de contemplar ambas sensaciones solo va a causarte mucho dolor. Si algo me importa y me hace feliz, eso mismo puede hacerme sufrir: *c'est la vie*.

Uno de los principales problemas que envuelven la felicidad es su concepción romantizada: hacer realidad aquello que deseas. Schopenhauer, un filósofo y pensador alemán conocido popularmente por ser bastante aguafiestas y pesimista, postulaba que tras un deseo cumplido no hay otra cosa que aburrimiento. En el otro extremo, el dolor de no haberlo satisfecho. Vamos, que, cuando no tenemos lo que queremos, sufrimos. Y, cuando lo tenemos, la sensación de alegría o satisfacción se toma un café con leche rapidito con nosotros y se va, dejando a su paso una estela de indiferencia y decepción. Esto ocurre con cualquier tipo de deseo, sea material o no. ¿Alguna vez has oído que dejamos de valorar lo que conseguimos?, ¿o que no sabemos lo que tenemos hasta que lo perdemos?

Por ejemplo, cuando adquirimos un teléfono nuevo: al principio juramos que no va a caerse jamás. Hasta que se cae. La caída número uno duele más que la número cinco. Pasamos de cuidarlo y colocarlo en la mesita de noche como si fuera un huevo de Fabergé a lanzarlo sobre la cama como un búmeran. Lo mismo ocurre con el deseo de tener una pareja, un trabajo, un coche, una casa..., cualquier ejemplo es válido. Al final, de alguna manera, la vida nos empieza a parecer algo absurda o decepcionante. ¿Significa esto que estamos condenados a no valorar nada? En absoluto; de hecho, este libro se trata precisamente sobre lo contrario.

A la hora de intentar ser felices, encontramos tres conflictos principales:

1. Concepción idealizada, estática y romántica de la felicidad. La felicidad no es una parada de autobús donde puedas bajarte y campar a tus anchas, sino una sensación, que está condenada a desaparecer y, si acaso, reaparecer. Es como el miedo, la ira o cualquier otra emoción. La felicidad no es un estado mental que pueda perpetuarse o conseguirse de forma eterna ni a voluntad.

¡Clave!

Tener una actitud positiva en ningún caso significa echar a escobazos al dolor. La actitud positiva tiene más que ver con aceptarlo como inquilino y tomarse un té con él de vez en cuando. En otras palabras, es dejar de negar la mano de cartas que me tocó, es dejar de preguntarse por qué me tocaron esas y empezar a pensar de qué forma me beneficia más jugarlas.

2. Concepción excluyente del dolor y la felicidad. La felicidad y el dolor son amigos. Son del mismo equipo, pandilla, *squad*, grupo: son compadres, como se dice ahora. Son como el sol y la luna: a veces solo ves uno, a veces solo ves al otro y otras veces ambos se alzan en el cielo. Puedes tener una vida feliz abrazando el dolor: de hecho, no te queda otra. Cuando vemos al dolor entrar por la

puerta nos asustamos: ¡Que viene el coco! Y no es para menos: nos enseñaron a percibir el dolor como un problema o una patología que hay que resolver para poder volver a sentirnos bien. Pero ¡aquí estamos para cambiar eso página a página!

3. Contacto con aquello que nos falta o nos perturba mediante la rumiación. Pasamos más tiempo dándole vueltas a aquello que nos genera infelicidad (porque falta o porque sobra) que en el presente. Cuando rumiamos, muchas veces, partimos de la primera concepción: la felicidad es una parada de autobús y mi boleto es aquello que me falta (ya sea una pareja o un robot de cocina) o que me sobra (recuerdos que me perturban, un trabajo que no me gusta, una enfermedad...). Enredarnos en esa telaraña de pensamientos solo va a generarnos más malestar, entre otras consecuencias de las que hablaremos más adelante. Pensamos «Cuando consiga X, sentiré Y» y nos lo creemos a pies juntillas.
   a. Cuando adelgace, me sentiré superbién.
   b. Cuando las marcas contacten conmigo para trabajar como *influencer*, seré muy feliz.
   c. Cuando tenga pareja/hijos/un pingüino apadrinado, mi vida se llenará de sentido.

Y es normal, ya que es una rumiación que nos han instaurado desde pequeños. Incluso hemos experienciado que, en ocasiones, se cumple. ¿Cómo no vamos a sobrepensar si nos han dicho que con desear algo se cumple?, ¿que con esfuerzo todo se puede? ¿Cómo no vamos a sobrepensar si nos hemos creído que el mundo le da lo mejor a quien lo merece, pero luego vemos que no es así?

En esta línea, vivimos sin sintonizar el único canal en el que retransmiten la realidad: el aquí y el ahora. Y es que no siempre vas a conseguir lo que te propongas, ni siempre vas a sentir aquello que esperas sentir cuando lo consigas, te ocurra lo que deseas o las cosas sean como tú quieres, ¡y eso no es sinónimo de infelicidad.

PRÁCTICA: UN BUEN RECUERDO DEL DOLOR...

¿Hay algún momento de tu vida que recuerdes con cariño y que no habría sido tan importante si el dolor no hubiera sido el protagonista?

Hay personas que piensan en sus épocas de exámenes con nostalgia, los nervios y las miradas cómplices en la biblioteca que parecían decir «Te entiendo, yo estoy igual», o funerales que, tintados de tristeza, se recuerdan por el vínculo que unía aquel día a todas aquellas personas y que, sin el dolor, no hubiera cobrado significado.

¿Puedes rescatar algún momento de tu vida en el que, gracias al dolor, te llevaste algo valioso?, ¿incluso un recuerdo feliz?

____

____

____

____

LA FELICIDAD DE QUITARTE UNOS ZAPATOS: REFUERZO NEGATIVO

¿Alguna vez te has quitado unos zapatos y has experimentado una gran e intensa felicidad?, ¿esa sensación de descanso y libertad que intensificas moviendo los pies y deshaciéndote de los calcetines? A mí me gusta tirarlos muy lejos por el comedor (intento recogerlos luego, te lo juro). Esa sensación de bienestar que aparece al retirar un estímulo aversivo se conoce en psicología como «refuerzo negativo».

Te lo voy a explicar de forma breve: las conductas pueden reforzarse o extinguirse. Para reforzarlas, se utilizan, efectivamente, refuerzos. Para extinguirlas, en cambio, castigos. El refuerzo positivo tiene que ver con dar, obtener. Si me das un premio cada vez que recoja mis calcetines sucios de la sala de estar, será más probable que quiera recogerlos, ya que cuando lo hago recibo un estímulo agradable. El refuerzo negativo, por el contrario, tiene que ver con quitar: si recojo los calcetines, elimino una tarea desagradable de mi lista. Por ejemplo, mi pareja podría decirme: «Si recoges, yo lavaré los platos, aunque te toque a ti».

Al reducirse un estímulo aversivo o eliminarse, aumenta la probabilidad de que se repita una conducta. Si me quito unos zapatos que me hacen daño, la sensación de bienestar que experimento tiene que ver con el refuerzo negativo, ya que disfruto de que ese dolor de desvanezca.

¿Que por qué te estoy contando esto? Fácil. Cuando rumiamos, intentamos darle significado al dolor y, en muchas ocasiones, el significado es aquello que nos falta. Por lo que sería fácil apuntar a objetivos para ser feliz. A mí me gusta llamarlo «felicidad Barbie»: cuando tenga la casa de ensueño..., cuando tenga a Ken..., cuando tenga mil amigos..., cuando consiga ser astronauta...

Y es que eso es lo que nos dice la mente cuando rumiamos, entre otras cosas. Pero ¿esto es realmente así? ¿Qué pasará cuando tenga mi casa de ensueño? ¿Qué estoy sintiendo hoy que no me gusta y mi mente susurra que desaparecerá cuando tenga mi casa de ensueño? ¿De verdad quieres la casa de ensueño o es que la rumiación te dice que, en cuanto la tengas, dejarás de sentir desdicha?

Puedes intentar o bien huir del dolor (quitarte unos zapatos que te hacen daño), o bien construir una vida que realmente te llene y te aporte cosas de verdad (recibir un buen masaje en los pies).

No me malinterpretes: el refuerzo negativo existe igual que el positivo. El adjetivo *negativo* no viene de *dañino*, tiene más que ver con la idea de restar o eliminar. Lo que yo te planteo es una simple elección: ir de puntitas protegiéndote del dolor o lanzarte de cabeza a sacarle todo el jugo a la vida. Si la vida te facilita las cosas y el dolor desaparece, ¡brindemos por ello!

EVITACIÓN EXPERIENCIAL: LAS EMOCIONES ANTIFELICIDAD

Como sentir cosas desagradables no nos parece el mejor plan para una tarde de viernes, los seres humanos hacemos uso de nuestra creatividad y ponemos en marcha estrategias para no sentir dolor. Esto se conoce en psicología como «evitación experiencial».

El ser humano es capaz de sentir muchas cosas, algunas igual de agradables que una patada en las costillas. En psicología, se habla de seis emociones básicas: alegría, tristeza, ira, asco, miedo y sorpresa. A lo mejor te parecen pocas, pero con ellas ocurre como con los colores: si del verde extraemos tonalidades esmeralda, oliva, aguamarina o jade, de la tristeza extraemos aburrimiento, culpa, decepción, desánimo, soledad...

El léxico emocional puede ayudarnos a matizar la experiencia. A veces, es normal no saber cómo nos sentimos y nos instalamos en el «Bien» o «Pues mal, ¿cómo voy a estar?». Para darle un poco de color al asunto, aquí te dejo una rueda emocional. Puedes mirarla y detectar qué cuadra más con tus sensaciones; quizá así te resulte más sencillo ponerles nombre.

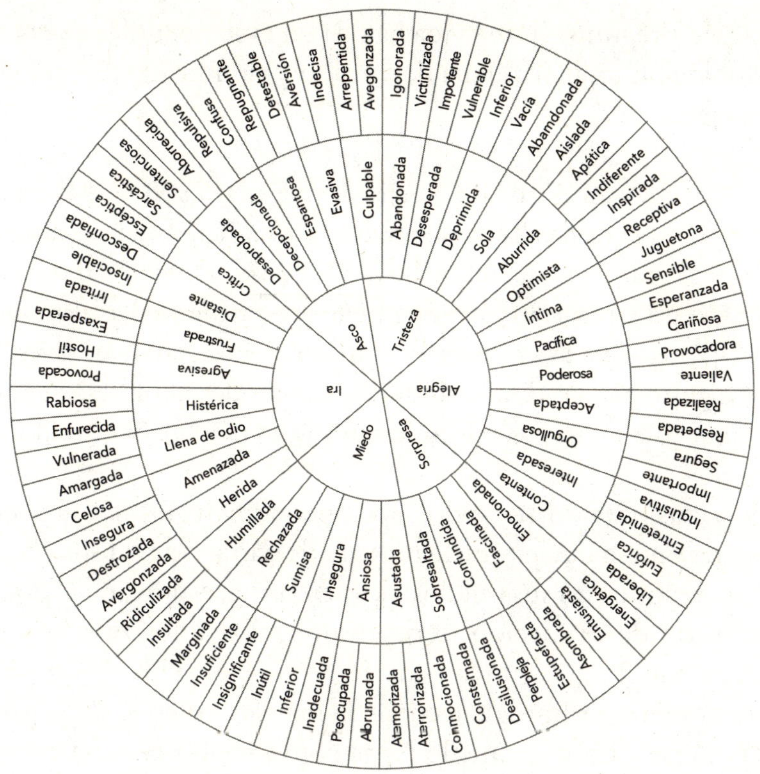

Me gustaría invitarte a hacer una pequeña reflexión: ¿hay alguna emoción que consideres inútil o problemática? ¿Alguna vez has oído decir o pensado que la culpa es una emoción que no sirve para nada? ¿Qué cosas se te vienen a la cabeza si te hablo del odio o del rencor?

Nos han enseñado a rechazar de forma sistemática las sensaciones desagradables. Por ejemplo, cuando sentimos culpa, una emoción que tiende a ser bastante desagradable físicamente. Tampoco es que nos venga a decir cosas amables, pero es una emoción funcional: nos permite conectar con lo que nos parece valioso y digno de proteger, como el dolor de las personas, el perdón...

Me pregunto si una vida basada en evitar el dolor es compatible con una vida llena de sentido y significado. Te pongo un ejemplo:

> Gerard es un chico homosexual de treinta y dos años. Está conociendo a quien él llama «su príncipe azul». Tiene muchas ganas de embarcarse en esta relación. Un día, paseando por la montaña, Gerard sentía cierta angustia y empezó a darle vueltas al asunto: «¡Tengo miedo a tomarlo de la mano! Pero... ¿por qué? ¡Si estoy a gusto con él! ¿Qué más da que seamos dos hombres? ¿Y si lo que pasa es otra cosa? ¡Resulta que soy homófobo! No, ¿verdad?».

Verás, Gerard tiene dos opciones principales. La primera es caer en ese bucle (que le protege de dar la mano a su pareja) y no exponerse a sus miedos; de esta forma, esquivaría el dolor derivado de esa acción (sería como quitarse los zapatos que hacen daño). La segunda es decidir que, en la vida a la que aspira, quiere ser libre de tomarle la mano a quien le dé la gana y ponerse a trabajar en ello (sería como recibir el masaje de la vida). Como ves, protegerte e ir a por lo que deseas muchas veces son dos acciones irreconciliables.

Por muy raro que te parezca, revolcarte en el sufrimiento puede cumplir una función evitativa. Rumiar, preocuparse, sobrepensar, darle vueltas..., ¡llámalo como quieras!, tiene la función de intentar calmar el dolor como un *quarterback* en un partido de *rugby*. Darles vueltas a las cosas intentando repasar lo ocurrido nos desconecta de la experiencia dolorosa momentáneamente, nos hace sentir que estamos ocupándonos del asunto para arreglarlo o darle sentido. Además, nos aporta una falsa sensación de control.

Voy a contarte un caso real (uno duro) para darte uno de los infinitos ejemplos que hay. Se trata de una chica que sufrió abuso sexual por parte de un desconocido. Al día siguiente, al contar lo sucedido, una de las respuestas que obtuvo fue: «Eso, con unos pantalones con botón, en vez de una minifalda, no te hubiera ocurrido».

En este caso concreto, esa idea, que la culpa de una forma injusta, le produjo mucho dolor, un dolor que intentó aplacar sumergiéndose en la rumiación, buscando desesperadamente creer que aquel evento hubiera ocurrido igualmente si hubiera llevado unos pantalones en vez de unas medias. Y así lo preguntaba a todo aquel que podía. Y así lo rumiaba ella sola en su cama. ¿El objetivo? Pues no conectar con aquello tan horrible que le había pasado e intentar calmar su sensación de culpa, intentar darle un sentido menos doloroso. El problema es que no suele funcionar o lo hace solo durante un periodo breve de tiempo.

Rumiar es como beber agua del mar: tú sabes que es salada y que va a deshidratarte más, pero, ante la implacable sensación de sed, te la tomas a manos llenas.

PRÁCTICA: COSQUILLAS EN EL BRAZO

Quiero que sientas las ganas de evitar *in situ*. ¿Tienes las uñas largas o algo con lo que puedas hacerte cosquillas en el brazo? (O en la extremidad que prefieras). ¡Hazte cosquillas suavemente! Quiero que te den ganas de rascarte, pero ¡no lo hagas!

Observa esa sensación de picor; esas ganas de rascarte... Y fíjate en cómo eres capaz de observar esa sensación sin rascarte. Ese picor es algo que te está ocurriendo, de la misma forma que las sensaciones de enojo, tristeza o miedo son procesos que ocurren en tu cuerpo y que puedes observar.

Si en este caso te rascas, no pasa nada. De hecho, ya puedes hacerlo si así lo deseas.

Pero... ¿qué pasa si tienes varicela o una infección por sarna? ¿Qué pasa si te rascas al sentir picor? En ambas afecciones, la situación empeora. Lo mismo pasa cuando queremos luchar contra nuestras experiencias dolorosas: si me enojo y le doy un puñetazo a la pared, me hago daño; si alguien me hiere y me sumo en un pozo de rumiación porque siento que necesito entender el porqué, no soy capaz de ver nada más.

Llegados a este punto, aclaremos que tomar la decisión de huir o soltar no tiene por qué ser malo de por sí. Te pongo un pequeño ejemplo:

> Paula lleva tres años saliendo con un compañero de universidad. La pasa realmente mal en su relación: cada vez que sale de fiesta con sus amigos, su pareja se enoja y le retira la palabra durante semanas. Además, la amenaza constantemente con serle infiel si no le presta más atención. Paula ha hablado varias veces con él e, incluso, le ha ofrecido ir a terapia de pareja; sin embargo, esto solo generó que estuviera más en su contra.
>
> Paula va a terapia y, con todo el dolor de su corazón, le dice a su pareja que quiere finalizar la relación.

Si hay algo que quiera resaltar de este capítulo, sin duda, es esta parte. La evitación es sinónimo de no aceptar lo que está ocurriendo (tanto fuera como dentro de ti).

Derek quería celebrar su cumpleaños haciendo una parrillada al aire libre con todos sus amigos. Miró la previsión meteorológica cada día: un sol resplandeciente. Derek deambulaba feliz por los rincones de su casa imaginando cómo iba a ser su decimoctava fiesta de cumpleaños.

Adivina qué vio Derek al abrir los ojos el día de su cumpleaños: ¿el sol? Pues no. Derek vio nubes, y no de esas con forma de animalitos con sombreros, sino nubes más negras que el carbón, que solo se aclaraban bajo la dulce luz de algún travieso relámpago.

—Pero ¡si decían que no iba a llover! ¡Imposible! ¡No puede ser!

Pues resulta que sí. Resulta que, aunque te resistas, hay cosas que te ocurren y que te van a doler.

Pese a que muchas personas consideren la aceptación resignarse y aguantar la cruda, dura e inamovible realidad, déjame decirte que es el primer paso para cambiar las cosas. La aceptación es algo que tiene que practicarse. Decir «No, si yo lo tengo aceptado» no es aceptación. Aceptar no solo es aceptar la lluvia, sino lo que esta nos hace sentir. Si Derek le da espacio a su frustración y tristeza y observa ambas emociones como algo que le está ocurriendo, va a poder decidir qué quiere hacer con su cumple.

Sin embargo, si Derek se come el coco juzgándose por lo que siente («¿Cómo me voy a poner así porque llueva?») o resistiéndose a la realidad de la lluvia mediante la rumiación y su mal humor, probablemente consiga tres cosas:

- Colocar el foco en la misma emoción que intenta silenciar y, sorpresa, incrementarla.
- No hacer nada valioso con su cumpleaños, sino centrarse en su lucha.

- Perderse la oportunidad de aprender nuevas formas de relacionarse con sus problemas: reforzar su inflexibilidad.

Rumiar sobre las emociones para intentar extinguirlas o darles un sentido es, de nuevo, negar a la vida la existencia del dolor, y el no querer conectar con el dolor genera que nos movamos como abejas: en zigzag y sin descanso, solo frenando ante la sensación de bienestar y huyendo de forma incesante del dolor. A ver, tampoco pretendo que renuncies a tus ganas de sentirte bien: el deseo de sentir felicidad es evolutivo y, por supuesto, legítimo. El problema suele ser la forma en la que intentamos llegar a este bienestar, ya que solo entendemos la felicidad en una vida en la que el dolor no existe. No obstante, el bienestar existe porque también lo hace el dolor: si quieres empezar a exprimir tu vida al máximo, vas a tener que dejar de jugar al escondite con él, tomarlo por sus orejas de conejo, mirar fijamente a sus penetrantes ojos y decirle «A ver, sí. ¿Qué te pasa? ¿Qué quieres de mí?». De lo contrario, subirás a un tren sin nadie en la cabina. Y es que hemos soltado el miedo a causa de un montón de patrañas que prometen una mal entendida felicidad, que por cierto no llega.

Pero ¿por qué?, ¿por qué somos así?

LA CONDICIÓN HUMANA

El ser humano (*Homo sapiens sapiens*) sobrepiensa por naturaleza. ¡Y menos mal! Porque, si no, ya estaríamos todos muertos. Mírate... ¿Te ves con la destreza de vencer a una oveja muy molesta?, ¿de huir de un hipopótamo?, ¿de esquivar el cabezazo de una jirafa?

Reconozcámoslo: no encabezamos ningún top de aptitud física respecto a los demás mamíferos.

Sin embargo, tenemos un arma secreta que nos diferencia no solo de otros mamíferos, sino de los demás seres vivos (en 2024, al menos): la capacidad de sobrepensar.

Gracias al lenguaje, del que hablaremos enseguida, podemos hacer asociaciones arbitrarias: nos hacemos películas, vaya. Estas películas son necesarias para sobrevivir en el medio natural, en el cual ya no vivimos.

Imagina que un *Homo sapiens sapiens* primitivo, al que vamos a llamar Germán para abreviar, se prepara para engullir un buen puñado de bayas. Germán reposa en su cueva tranquilo hasta que un ruidito extraño activa su tálamo (la estructura cerebral encargada de percibir estímulos sensoriales).

En un contexto en el que prima la supervivencia, dudo que Germán haya aprendido a fiarse de sonidos que no conoce. ¿Te lo imaginas diciendo «¡Vamos, de seguro no es nada! Voy a centrarme en lo positivo: ¡Tengo bayas!»? Germán queda eliminado en el primer minuto. Sin embargo, su capacidad de lenguaje y aprendizaje le permiten reflexionar: «¿Qué será eso? Vaya..., ¿será peligroso? ¿Se parece a algo que conozca? ¿Qué hago, agarro una piedra o mejor una lanza?».

Como ves, Germán está sobrepensando: intenta dar significado a ese miedo y confusión que lo abruman al mismo tiempo que se preocupa por su futuro y trata de tomar la mejor decisión. En su caso, la evitación experiencial y la rumiación son respuestas funcionales, porque lo ayudan a seguir viviendo. Entonces, ¿por qué en la actualidad se asocia la evitación mediante la rumiación con trastornos psicológicos si los primeros humanos también sobrepensaban?

En aquel entonces, los problemas del día a día no tardaban en resolverse: o te morías o sobrevivías y a otra cosa, mariposa. Sin embargo, la rumiación en el presente ha variado:

- Se puede presentar con ferocidad y ocupar largos periodos de tiempo.
- Su cantidad o calidad es mayor: tenemos mil cosas más en las que pensar.
- Su proyección es distinta: somos capaces de rumiar en bucle respecto a un pasado y futuro muy lejanos.
- Su función ha cambiado: mientras que antes estaba estrictamente relacionada con la supervivencia, ahora tiene que ver con el bienestar.
- El contexto es diferente (para mí, esto es lo más importante): su objeto suele ser abstracto y escapar a nuestro control («¿Por qué me tratan mal?», «¿Por qué tengo que sentir esta sensación si no tengo motivos?», «¿Cómo pudo ocurrir algo tan terrible?»).

Últimamente, se escribe, se investiga y se habla mucho sobre los trastornos mentales como fenómenos modernos que antes no existían: depresión, trastornos de ansiedad...

Investigaciones recientes apuntan como factor asociado a la depresión a la hiperreflexibilidad (que es lo mismo que la rumiación), y no tanto a la propia evitación experiencial, como se venía pensando. Y es que ya hemos visto que evitar el dolor es evolutivo: por eso se enseñaba. Lo que dolía, más temprano que tarde, mataba. Y, ante la duda, mejor no arriesgarse.

Hoy en día, la evitación se continúa enseñando y se refuerza mediante la rumiación, aunque tengamos predisposición biológica. Se manipula el lenguaje para que los niños no sufran (a todas mis mascotas les daba por irse de vacaciones al cielo, por ejemplo), se evitan lugares o temas de conversación, se emplean maniobras de distracción (como cuando un niño se cae y alguien intenta distraerlo de la experiencia dolorosa: «¡Mira, un perrito! ¡Es un guau-guau! ¿Lo ves?»), se invalidan las emociones desagradables («Eso no es razón para llorar»), se enseñan reglas verbales rígidas («Si te tratan mal es por envidia», «Si te tratan mal, algo habrás hecho. ¡Piensa!»).

Ante el dolor, existe una gran multitud de respuestas: no todas las personas respondemos del mismo modo. Algunas conductas llevan a la acción (por ejemplo, un ataque de ira); otras, en cambio, posponen la acción o la evitan (como la rumiación, el silencio o la disociación). Cabe recordar que la respuesta dependerá de nuestra historia de aprendizaje personal.

¡LA CULPA DE TODO LA TIENE EL LENGUAJE!

> La falacia de la verdad es uno de esos extraños y desconcertantes ejemplos de cómo el lenguaje puede doblarse sobre sí mismo en formas aparentemente ilógicas.
>
> Raymond Smullyan

Los seres humanos tenemos una predisposición genética para el lenguaje: es lo que nos facilita aprender y construirnos una idea propia del mundo y lo que hay en él.

El lenguaje es mucho más que utilizar palabras: se trata de un sistema muy complejo repleto de símbolos. Usamos el lenguaje cuando pensamos, cuando hablamos, cuando gesticulamos, cuando interpretamos gestos, cuando imitamos, cuando copiamos, cuando bailamos, cuando fantaseamos... Mediante el lenguaje, se evalúa, se compara, se recuerda, se tergiversa, se adereza, se manipula, se planifica...

Cuando la visión que construimos del mundo es rígida, aparecen el malestar y la inflexibilidad. Por ejemplo, si un niño concibe las nubes como algo blandito, espeso, suave o frío, el día en que se adentra en una lo que ve es simple y llanamente aburrida niebla. La gracia está en que el niño aprenda a ser flexible con esa decepción. Lo mismo ocurre cuando se crece pensando «Si me porto bien, me pasarán cosas buenas» o «Lo normal es morirse siendo una abuelita entrañable» o «Si es amor de verdad, esa persona va a estar siempre que la necesite».

A medida que nos hacemos mayores, vamos siendo conscientes de los elementos que nos rodean. Al principio, mamá, el abuelo, la cuna, la silla periquera y yo eran la misma cosa. Conforme vamos separando elementos (el abuelo es algo distinto de otras cosas, por ejemplo), el lenguaje se instaura en nosotros y empezamos a dotarlos de significados más complejos y abstractos, como sucede, por ejemplo, con el acto de desear: «Quiero tocar lo que sea eso de ahí», «Quiero agua», «No quiero comer ahora mismo».

Quizá a estas alturas pienses: «Pero, a ver, ¿cómo va a ser el malo el lenguaje si es lo que le permite a un niño sobrevivir y tener autonomía?». Y tienes razón. Más que un villano, el lenguaje es un antihéroe, como Jack Sparrow en *Piratas del Caribe*: por una parte, es imprescindible para las personas, pero, por otra, él mismo es la piedra angular de la mayoría de los problemas.

Marcos relacionales y categorías: los primeros pasitos de la rumiación

A medida que vamos siendo conscientes del entorno y de lo que pasa en él y ponemos nombre a las cosas, empezamos a categorizar y a relacionar. ¿Qué es categorizar? Cuando categorizas algo, de alguna forma, lo metes en un saco y lo etiquetas. Por ejemplo: si te explican que el niño que ves en la guardería y con el que juegas es un amigo, que los amigos son importantes y las experiencias que tienes al respecto son agradables, empezarás a categorizar la amistad como algo positivo en la vida (e incluso en el futuro lo categorizarás de otros modos, como necesario, incondicional o principal).

Sin embargo, si te vas de vacaciones a una casa rural donde hay conejos y uno te muerde (quizá morder sea un acto que ya hayas categorizado como malo, violento, castigable o doloroso), es probable que establezcas una asociación directa entre el conejo y el saco malo de la vida. Pero, fíjate, que la cosa se complica el día en que ves una rata y alguien dice: «Pues, si la mordida del conejito te dolió; si te muerde la rata, va a dolerte aún más: ¡Las ratas son más peligrosas!». Quizá jamás hayas visto una ratita, pero probablemente ya la tengas categorizada, lo que lleva aparejada una serie de pensamientos y emociones, ¡pese a que jamás has tocado ninguna!

Hay un famoso y cruel experimento en psicología: a un pobre niño llamado Albert le presentaban un conejito al mismo tiempo que emitían un estruendo con una barra de metal. Albert pronto desarrolló una fuerte aversión por los conejitos y, a medida que crecía, fue extendiendo esa aversión a cualquier cosa que tuviera pelo. ¡Todas al montón malo!

Por otro lado, si yo te digo palabras como *cocina*, *baño*, *comedor* y *recibidor*, ¿con qué las relacionas? Tal vez con *casa*, por ejemplo. Y, si te digo la palabra *cerillo*, ¿podrías relacionarla con algo? Muchas de las cosas que están relacionadas por lógica aplastante para ti (un palo + un dulce = paleta) parten de una relación arbitraria, pero ya nos la hemos aprendido e integrado. Esto es muy importante para entender que podemos considerar que el contenido de nuestra rumiación tiene muchísimo sentido y experimentarlo de forma muy real pese a no serlo.

Estas relaciones las hacemos a partir de los llamados «marcos relacionales»: construcciones del lenguaje con las que establecemos relaciones entre elementos. Estas relaciones tienen que ver con el aprendizaje propio, por lo que pueden ser distintas a las de otra persona. Sin embargo, solemos pensar que nuestra lógica es la correcta y, por eso, a veces no entendemos las conductas o formas de sentir de los demás y nos indignamos.

Te voy a hablar de algunos de los marcos relacionales más destacables en la rumiación:

- **Marco de relaciones de jerarquía:** en este marco se le da la medallita de oro al estímulo o evento que encabeza la lista de su categoría («Lo peor de todo sería quedarme soltera», «Lo más importante es la familia», «Lo mejor de todo es el sueldo»).
- **Marco de regulación de funciones:** este es un poco más complejo, pero veo interesante comentarlo. En él, se relacionan eventos internos, como emociones, sensaciones y pensamientos, con eventos externos («Las fiestas me dan ansiedad»).
- **Marco de causalidad:** esto sí que es comidita rica para la rumiación. Con estas relaciones buscamos saber el porqué de las cosas que ocurren («Si no me escucha es porque no me quiere», «Me mintió porque no confía en mí», «Se meten conmigo porque me tienen envidia»).
- **Marco de equivalencia:** si un fruto seco se moja, ¿sigue siendo un fruto seco? Bromas aparte, este marco también es muy interesante, pues nos permite establecer relaciones de equivalencia entre cosas. Por ejemplo, si A es igual a B y B es igual a C, ¡A y C son iguales! Esto nos ayuda a aprender de pequeños: si le explico a un niño que un gato es un animal y que un pato también lo es, él solito va a relacionar que gato y pato tienen algo en común; si aprendo que el error tiene que ver con ser un incompetente y cometo un error, establezco una relación con la incompetencia. ¿Vas viendo el peligro del lenguaje?

- **Marcos de comparación:** No te compares. ¿Te lo han dicho alguna vez? No obstante, gracias a las comparaciones, somos capaces de concebir el mundo de una forma mucho más adaptativa: «Más que...», «Menos que...» («Mi hermano tiene más cereal que yo»). Si eso se experimenta como algo desagradable, empezaremos a relacionarlo con otros marcos («¿Por qué le ponen más cereal? ¡Pues porque lo quieren más! Porque mamá dice que dar de comer es equivalente a amar»).

¡Mira qué fácil es establecer relaciones lógicas! Y, si no, piensa en Caín y Abel, ¡qué problema por unos frutos y unas ovejas!

PRÁCTICA: PATOS Y CEBRAS[1]

¿De qué formas puede ser más importante un pato que una cebra? Piénsalo primero. Intenta establecer alguna relación entre ambos. Verás como, sin darte cuenta, todo puede relacionarse desde el lenguaje. Puedes hacer este ejercicio con otra persona para comprobar las diferencias.

1. Esta práctica es una adaptación de un ejercicio de Steven Hayes, uno de los padres de la teoría del marco relacional.

2
FUSIÓN COGNITIVA: CUANDO TE AFERRAS

> La ceguera no está en no ver cosas, sino en no verlas como son.
>
> José Ortega y Gasset

Los seres humanos necesitamos saber lo que va a ocurrir (para no preocuparnos) o por qué (para no sobrepensar). Necesitamos creer que sabemos algo para sentir cierto control o estabilidad; para no volvernos locos, básicamente. Este estado en el que una persona se identifica totalmente con sus pensamientos y no puede separarse de ellos recibe el nombre de *fusión cognitiva*. Me creo lo que pienso porque me parece lógico y no distingo entre mi pensamiento y la realidad.

Antes de seguir, conviene aclarar algo: en ciertos niveles, la fusión con nuestros pensamientos es algo natural y necesario para sobrevivir. No es que sea malo dar por hecho que el sol va a salir mañana o que, en general, las personas muy jóvenes no mueren. Sin embargo, esto, que es muy necesario para nuestra supervivencia y estabilidad mental, es también el gran problema y el origen del sobrepensamiento en muchas ocasiones. Ya ves que el ser humano es un ser paradójico; yo lo vivo con mucha fascinación, pero entiendo que abrume.

La fusión tiene que ver con creerse a pies juntillas cierta información y que esos pensamientos forman parte de nosotros porque el contenido nos parece lógico.

Sin darnos cuenta, vivimos fusionados con pensamientos que han acabado integrándose en reglas rígidas de cómo creemos que el mundo es o debería ser. Son las llamadas «reglas verbales». Por ejemplo, «Tengo que ser fuerte», «La esperanza es lo último que se pierde», «Quien te quiere busca tiempo y no excusas», «No debo agarrar productos del supermercado del carrito de una desconocida», «Los cuernos NO se perdonan jamás», «Cuando alguien te decepciona ya no hay marcha atrás», «Las relaciones de pareja no son para siempre», «La Navidad es para estar en familia», «A los treinta años, debería tener mi vida planificada», etc. Vivir fusionados a estas reglas, en muchas ocasiones, es muy limitante y nos empuja a rumiar y a ser personas rígidas e inflexibles:

> Mayka piensa que, si se porta bien con los demás, los demás se portarán bien con ella y, en consecuencia, es muy buena con todo el mundo. Sin embargo, su pareja la deja de repente sin darle más que una explicación mediocre y banal. La ruptura con esa regla sobre el mundo puede hacer que se enganche y se queme la cabeza intentando entender qué hizo ella mal o que cambie esa regla por otra mucho más rígida y hostil, como «El mundo es cruel y yo no encajo en él, no puedes confiar en nadie».

La fusión cognitiva, pues, te puede llevar a las siguientes conductas:

- Desconectar del presente por estar en tu cabeza.
- Actuar partiendo de la premisa que dan tus pensamientos y emociones; en muchas ocasiones, malos consejeros.

- Atascarte y empezar a rumiar.
- Volver a tu cerebro rígido e inflexible; hecho que produce que tus emociones y conductas también lleguen a serlo.
- No tener claro qué cosas importan de verdad.
- Construir la identidad de un modo irreal y, normalmente, bastante hiriente («Como siento inseguridad, soy una persona insegura»).
- Construir de una manera irreal el mundo y la vida.
- Inhibirse ante la toma de decisiones. Vamos, ni para delante ni para atrás. Te bloqueas, sufres, le das vueltas, preguntas para que validen tu decisión o, cuando la tomas, no está alineada con aquello que te importa. Acabamos complicando las cosas, básicamente.

PRÁCTICA: LAS PIEZAS DEL ROMPECABEZAS

¿Hacemos un experimento? Relaciona ambas columnas según tus propias sensaciones. Estaría genial que hicieras este experimento con alguien, a ver qué sale.

Aplaudir en un teatro y que nadie se sume.	Manoli, peluquera
Ir a un restaurante un viernes por la noche y pedir mesa para uno.	Nuria, terapeuta
Ir al cine sin acompañante.	Gala, ejecutiva
Tener treinta años y no saber si se quieren hijos.	Jaime, divorciado
Morir sin pareja y tener tres gatos: Conchi, Mari y Pili.	Dani, colecciona sellos

Fíjate en cómo el lenguaje completa el contexto por sí mismo. Observa que hay diferencias entre tus respuestas y las de otra persona.

Ahora imagina que tu grupo de amigos se reunió sin decirte nada y que eso te duele: ¿con qué cosas podría relacionarlas automáticamente? Si esas cosas te duelen, ¿crees que le darías vuelta al asunto intentando entender el significado?, ¿crees que dejarte guiar por todo lo que ocurra en tu cabeza es una buena idea?

¿CUÁNDO ES BUENA LA FUSIÓN Y CUÁNDO NO?

Quiero que seas tú quien responda a esta pregunta. Para ayudarte, ¡vamos con un pequeño experimento!

¿Recuerdas el capítulo anterior cuando te hablaba de la felicidad? Anteriormente dije que los seres humanos tenemos una tendencia natural a dejar de valorar aquello que se encuentra a nuestro alcance. Me gustaría que leyeses un pequeño fragmento sobre este tema.

> Cuando luchamos por hacer realidad nuestros deseos, se segrega la hormona dopamina. Te suena, ¿verdad? Es una de las grandes incomprendidas de la neurociencia: erróneamente, se cree que esta es la responsable de que sientas placer. Nada más lejos. La función real de la dopamina tiene más que ver con que tú busques ese placer. El placer que bebe de lo que aún no se conoce, pero que nuestra mente ya decidió que es bueno. La dopamina nos hace idear, fantasear y anhelar ese objetivo. Si quieres una imagen, solo tienes que evocar a Homero Simpson pensando en consumir rosquillas o cerveza, que no haciéndolo: «Mmmm, grr, cerveza». La dopamina

no es eterna y se inhibe ante la predictibilidad del contexto. En otras palabras: cuando ya sabemos lo que va a ocurrir y no hay mucho espacio para la expectación, las cosas pierden un poquito de color. Por eso, cuando las parejas se conocen mucho, se suele hablar de la pérdida de interés o de misterio. Imagina que cada día fuera Navidad, tu cumpleaños o el día en que comes tu platillo preferido. ¿Qué crees que pasaría tras un tiempo?

Imagina que este fragmento lo lee una persona que se encuentra en una relación de pareja desde hace cinco años y cree que su vida sexual está estancada. Conocer esta información puede hacer que se fusione con la siguiente idea: «¡Vaya! Pues no hay nada que hacer, ya no hay dopamina. Contra la biología no se puede luchar».

¿Crees que esta persona está en posición de escucharse a sí misma y a su pareja?, ¿o más bien te enfocarás en intentar recuperar la dopamina e incluso desesperanzarse y terminar su relación?

Pese a que los estudios sobre dopamina han arrojado luz a los sistemas de motivación y emoción en las últimas décadas, es vital apuntar que la conducta en ningún caso la explican estrictamente fenómenos biológicos. La aparición o inhibición de dopamina, por ejemplo, es un hecho correlacional, y no la causa de la conducta. Es decir: que la dopamina disminuya ante la predictibilidad y la falta de misterio no implica que no haya otros factores determinantes para que ocurra una conducta. Puedes desayunar siempre tu platillo preferido y no aburrirte nunca o sentir enamoramiento por alguien hasta el día de tu muerte, e incluso tener una vida sexual trepidante.

¡Clave!
Cuando hablamos de fusión NO es importante si los pensamientos relatan algo verdadero o no, pues el proceso de fusión lo enturbia. De «Ya no hay el mismo misterio» nuestro cerebro, al sobrepensar, pasa a «Oh, Dios mío, ¡tu relación se acaba! La única forma de salvarla es que vuelva la dopamina».

La pregunta que podrías hacerte es: «Engancharme a estos pensamientos, sensaciones o emociones, ¿me ayuda o me voy a un lugar oscuro donde no me siento libre de decidir?».

RECAPITULANDO

- Hay emociones desagradables (o dolor), de la misma forma que hay emociones agradables (a lo que solemos llamar «felicidad»). Ninguna de ellas es innecesaria ni implica que algo esté mal.
- Intentar huir de las emociones desagradables es evolutivo y, además, está incentivado por la sociedad actual. El problema es que esto te genera más sensaciones desagradables y te quita el volante de tu vida, y no tan a la larga.
- La forma más primaria, automática y potente de intentar huir del dolor es sobrepensar (rumiar, vaya), y es en la que se centra este libro.
- La rumiación existe porque los pensamientos tienen una naturaleza dada por el lenguaje que establece relaciones arbitrarias que suelen parecerte muy lógicas. Además, te fusionas con estos pensamientos, fenómeno que hace que no veas más allá y actúes a partir de ellos.
- El objetivo es que dejes de luchar contra las sensaciones, pensamientos y emociones para que los aceptes, los observes y tomes decisiones flexibles.

Teniendo todo esto en tu mochila, ya puedes zarpar al epicentro de tu rumiación. En este capítulo, quiero que te sumerjas de lleno en el concepto de rumiación para que salgas con preguntas, respuestas interesantes y muchas ganas de empezar a intervenir en los siguientes capítulos.

PARTE 2

LA RUMIACIÓN EN TU CABEZA

3
METER LA CABEZA EN LA PECERA

> Observa cómo fluyen los lirios y cómo crecen salvajes los girasoles; ellos no se preocupan por el mañana ni lamentan el ayer. Son felices.
>
> Walt Whitman

Quédate con esta metáfora, porque te va a acompañar durante todo este viaje: rumiar es como meter la cabeza en una pecera.

Para que sea algo más experiencial y lo comprendas mejor, te propongo hacerlo. Aunque te parezca raro, me gustaría que imagines que tienes enfrente una pecera. Si puedes, toma un recipiente de cristal, o usa tus manos con los dedos entreabiertos colocándolas frente a ti como si sostuvieras una pecera de verdad o una pelota.

Imagina que dentro de ella hay pececitos (son tus peces, imagínalos como quieras). En la cola, llevan atado un cartelito pequeño, a modo de etiqueta de ropa, aunque no se ve ningún precio, sino que lo que lleva cada pececín es un pensamiento tuyo. A medida que sientes y piensas, en la pecera aparecen peces o desaparecen. También su nado se modula por la emoción del momento: pueden moverse tranquila y ordenadamente, chapotear o avanzar de forma errática o violenta.

Cada vez que pasas tiempo con la cabeza metida en tu pecera, se refuerzan las conexiones entre pensamientos de tu rumiación y se desbloquean nuevas áreas de pensamiento.

Rumiar es como tener una planta: se cuida o se aniquila. No sé tú, pero en mi casa habría ya hasta lianas si me hubieran dado una planta que creciera cada vez que me he hecho una película. Si pensamos en la rumiación como una planta, el lenguaje sería el sustrato; la semilla, la historia de aprendizaje, y el abono, el aferrarse a esos pensamientos.

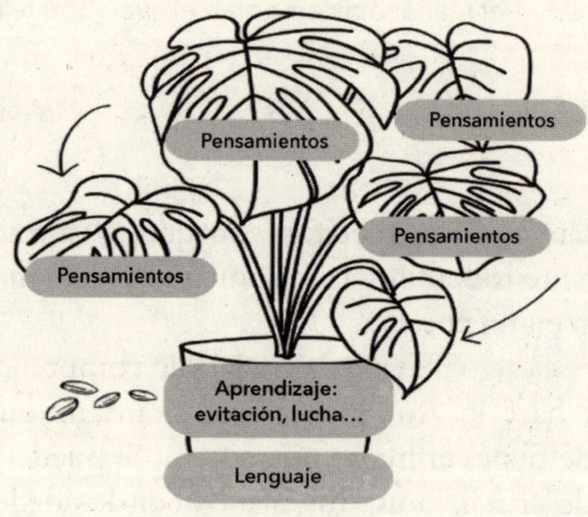

Como imaginarás, ¡es imposible saber dónde, cuándo y cómo empezó a brotar el circuito de rumiación! La buena noticia es que tampoco importa demasiado desentrañar este gran misterio para trabajar lo que interesa: no enredarte entre sus hojas y tallos, que, recuerda, son su alimento preferido.

Como hemos visto anteriormente, rumiar no tiene por qué ser un problema de por sí. Al final, es una capacidad que tienes y una respuesta, ¡y a veces es útil! Por eso, es importante distinguir entre dos tipos de rumiación que el psicólogo Wells propone:

- **Rumiación reflexiva:** es el acto de pensar en bucle y su experiencia no es agradable. Sin embargo, sus contenidos no son especialmente agresivos ni sus consecuencias son limitantes.
Ejemplo: Alguien que duda entre dos carreras distintas y se pasa tres semanas sopesando hasta el último detalle antes de elegir una. Ambas opciones tienen pros y contras, pero acaba escogiendo una («Bueno, pues esta y a ver qué tal», se dice mientras hace clic en «enviar solicitud».
- **Rumiación limitante:** es el acto de pensar en bucle y su experiencia tampoco es agradable; de hecho, puede llegar a resultar tortuosa. Los contenidos y las sensaciones que genera pueden ser agresivos. Sus consecuencias son limitantes en el día a día, ya que no solo genera malestar, sino una visión rígida de los eventos que ocurren y de la identidad propia. Además de reforzar ese patrón de conductas que acaban no gustando nada, aparte de ser menos útiles que un billete del Monopoly.
Ejemplo: Una persona que duda entre dos carreras distintas y se pasa tres semanas torturándose con que nunca es capaz de elegir nada y temiendo equivocarse («Ya no tengo tiempo y no pude elegir una... Ahora, por inútil, me toca escoger algo tan importante al azar. Soy un idiota», se dice mientras hace clic en enviar solicitud).

Lo último que quiero con este libro es que te comas la cabeza con la forma correcta de hacer las cosas. No hay forma correcta ni incorrecta: ningún terapeuta puede decirte cómo vivir tu vida, ni si responder con rumiación está bien o

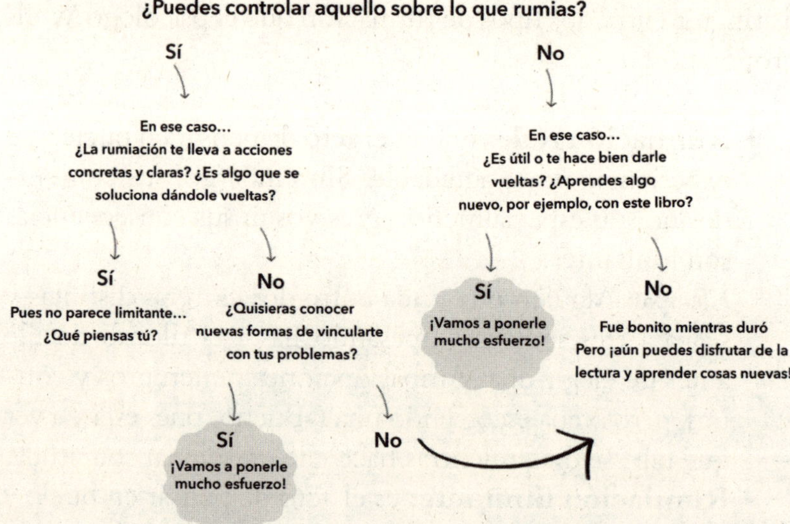

mal. En realidad, la gracia de todo este asunto es que discrimines lo que haces y no haces y decidas si vale la pena.

¿Cómo puedes saber si rumiar es algo que te limita? ¿Cada vez que rumies va a ser un problema? Te propongo que te hagas este minitest de conciencia para descubrirlo:

PRÁCTICA: OBSERVAR LA PECERA

Haz un par de respiraciones profundas para centrarte. Imagina la pecera a la altura de tu cabeza. Con cada pensamiento que emerja, contemplarás cómo aparece un pececito. Observa si nada de forma tranquila o más bien errática. Fíjate en cómo van cambiando los pececitos. ¿Dirías que hay mucho espacio libre en tu pecera o hay muchos peces en ella? ¿Cómo nadan? ¿Hay alguno que te genere dolor? ¿Hay algún pececito que quieras que se vaya? ¿Cómo es el pez que lleva ese mensaje? ¿Percibes los detalles?

Observa tu pecera sin intentar cambiar nada ni juzgar lo que aparece. Cuando quieras terminar, respira profundamente un par de veces y abre los ojos.

SOBREPENSAR, EN VIVO Y EN DIRECTO

Si llevas un día movidito, toma aire, porque el siguiente ejemplo está lleno de pececitos de colores que gritan desde la pecera de Andreu, a quien una de las cosas que más atrapa es la muerte:

—Mamá, te he dicho mil veces que no me cuentes cuando vas a escalar, ¡que me preocupo de verdad! —resopló Andreu aplastando el teléfono contra su mejilla.

—¡Ay, hijo, de verdad! Tienes veinticuatro años, te tendría que estar yo llamando la atención a ti.

—Si fueras una madre normal, yo no tendría que estar actuando como tu padre y podría ser un adolescente intrépido al que podrías regañar y sermonear cuando quisieras.

—¿Ah, sí? Cuéntame, hijo mío, ¿qué es una madre normal?

—Pues... ¡Ay, mamá, pues normal! ¡Yo qué sé! Dice mi psicóloga que me tuve que hacer adulto muy rápido porque estoy rodeado de gente irresponsable.

—Si para ti una madre normal es que me ponga unos chinos un viernes por la noche, la bata de lunares y me inscriba en Duolingo antes de entrar al *aquagym*, tendrás que aguantar un ratito, porque yo quiero disfrutar de mi vida, así me abra la cabeza cayéndome de un caballo, escalando o resbalándome en la regadera de mi casa. ¿Estamos?

—Tampoco te enojes, solo me preocupo por ti. ¿Qué voy a hacer sin ti cuando te pase algo?

—Y yo te agradezco muchísimo la preocupación, pero no seas pesado. ¿Fuiste a la fiesta al final?

—¿Qué fiesta?

—¿Como que qué fiesta? El cumpleaños de tu amiga esta..., la bajita con carita de Bambi.

—Rita, mamá, se llama Rita. Ufff, nunca te aprendes los nombres de mis amigos... Resulta que no le intereso ni a mi madre.

—Claro que me acuerdo. La fiesta de Rita, entonces. ¿Fuiste?

—Pues no, no conocía a nadie y me daba mucha cosa.

—Ay, hijo, pero ¿no puedes ir y conocer a los demás seres vivos, como se ha hecho toda la vida? Si tú tienes mucha conversación, si hablas hasta solo, que el perico de la vecina empezó a imitarte, ¿te acuerdas?

—Que no quiero. Me da vergüenza. Y te recuerdo que, cuando siento vergüenza, tartamudeo un poco. Ya me dijeron rarito muchas veces y no quiero que me pase ahora con veinticuatro años. Además, por eso dejé de tocar el violín..., con lo que me gustaba. Ahora que conseguí no sentirme inseguro y estudiar Medicina, no quiero que nada me rompa esta sensación. No quiero tener que sentirme mal aquí y, que con todo lo que has pagado para que yo pueda estudiar, encima, yo me deprima y todo mi esfuerzo para nada. Y la verdad es que no, no me gusta salir de fiesta, me la paso muy mal. Y ahora lo puedo hablar contigo porque estás aquí al teléfono, pero, si te pasa algo, ¿qué? Si no puedo ni con la sensación de ir a un cumpleaños. No estoy listo para que te pase nada y que no me veas graduarme. Porque, claro, ahora Rita a lo mejor se ofendió porque no fui. Ella vino al mío y solo conocía a una persona. Es que, encima, me voy a quedar solo por no saber mantener las amistades. Y, con todo este estrés, cada vez me duele más el pecho. Me voy a morir joven y no voy a tener la oportunidad de vivir nada de lo que me gustaría. ¿Me entiendes o no?

—Pero ¿tú estás contento con no haber ido a la fiesta?

—Sí. No. No lo sé. Más o menos, porque por una parte...

—Bueno. Un momento, Andreu, respira un momento. No empieces el bucle de nuevo. Para y respira.

—Creo que te voy a colgar, mamá. Voy a intentar encontrarme con Rita.

—Bueno, cielo. Me dices algo cuando estés más tranquilo, ¿de acuerdo?

—No te mates escalando, porfa —murmuró distraído mientras tecleaba «Hola Rita. ¿Podemos hablar? Siento no haber ido a tu cum...».

—¡Ay, Dios mío! —clamó Chelo y colgó.

¿Qué tal la lectura?, ¿estresante? Puede que el tema que asedia a Andreu y su rumiación personal no tenga nada que ver contigo, pero ¿alguna vez te has sentido presa de tus pensamientos? ¿Te fijaste en cómo Andreu va enredándose y saltando de un tema a otro?

Él no se da cuenta de que está atrapado: nos pasa a todos. En ese momento, lo único que existía en realidad era su baño, él, su llamada de teléfono y su madre al otro lado. Sin embargo, Andreu vivió esa experiencia en otro plano mental muy distinto: sobrepensó muchísimo.

Mientras se enreda en esos otros pensamientos, Andreu no está viviendo su vida. Si te das cuenta, mientras rumia no se arriesga: el futuro es catastrófico para él y las cosas dolorosas que ocurrieron en el pasado las evalúa desde un lugar muy rígido, lleno de miedo, inseguridad y tristeza. Si Andreu quiere cambiar algo, va a tener que entender que sentir miedo no es un problema, y menos uno que pueda resolver en su cabeza, que sus pensamientos van a aparecer y que no se trata de intentar eliminarlos, sino de responder a ellos de forma flexible. En los siguientes capítulos, iremos aprendiendo cómo hacerlo.

En muchas ocasiones, actuamos al servicio de pensamientos que, en realidad, no son los que más miedo dan, pero están conectados a ese que nos aterra, haciendo que cosas que consideramos una tontería cobren mucha importancia. Por ejemplo, tal vez tartamudear parezca algo superficial, pero, para Andreu, aunque no sea consciente de ello, está relacionado con algo que le genera terror: ser rechazado. Cuando Andreu centra sus esfuerzos en no someterse a situaciones que lo hagan tartamudear, por ejemplo, en realidad intenta no sentir soledad. Paradójicamente, lo que consigue es aislarse.

Antes de seguir, un pequeño recordatorio: la solución no es dejar de tener pensamientos, emociones o sensaciones desagradables, sino romper este circuito de rumiación flexibilizando la rígida respuesta ante ellos, cambiándola o ampliándola. En el caso de Andreu, era inevitable que aparecieran esa clase de pensamientos si su madre le decía que se iba a escalar. El objetivo está en que Andreu sea capaz de tener esos pensamientos y observarlos como algo que le está ocurriendo, procesarlos y tener la libertad de hacer algo diferente a rumiar con su madre al teléfono o evitar lugares y fiestas. Así, quizá hubiera podido tener una conversación bonita con su madre o irse a escalar con ella.

CARACTERÍSTICAS DE LA RUMIACIÓN LIMITANTE

Ahora que ya nos hemos aproximado a la rumiación limitante, veamos sus principales características.

1. Tiene una jerarquía

¿Cómo?, ¿que en nuestra pecera de rumiación mandan unos peces más que otros? ¡Pues sí!

En la actualidad, cada vez hay más pruebas científicas de que los pensamientos que aparecen durante la rumiación están relacionados jerárquicamente; es decir, dentro de la pecera, hay peces gordos a los que otros más pequeños siguen, como si fuesen rémoras.

A los pensamientos que encabezan la jerarquía los investigadores los han bautizado «*big ones*» ('grandes') y «*little ones*» ('pequeños'), que son los que representan la preocupación central, a la que en este libro, distendidamente, vamos a llamar «pez gordo» o «preocupación reina», como la abeja reina de un enjambre. Esta, a su vez, se divide en minipreocupaciones, a las que vamos a llamar «rémoras» o «preocupaciones obreras».

Estos pensamientos tienen un gran poder sobre nosotros, puesto que son reforzadores negativos (cuando aparecen, aumentan las posibilidades de que actuemos de una forma determinada): tenemos la sensación de que, si acatamos sus órdenes, evitaremos el dolor. Y es que los peces gordos de tu rumiación te conectan con sensaciones muy dolorosas. No te preocupes si te parece que no acabas de entenderlo, pues más adelante te pondré un ejemplo.

> ¡Clave!
> Conocer los peces gordos de la rumiación es interesante, ya que se ha demostrado que, atacándolos, se desmontan los procesos de rumiación mucho más rápida y eficazmente.

Apliquemos la teoría analizando la rumiación de Andreu. Lo que de verdad le asusta es quedarse solo y morir sin haber tenido una vida que le guste. Podríamos decir que ambas cosas son sus peces gordos o sus preocupaciones reinas. Por eso, siente muchísima animadversión a la muerte, ya que está muy relacionada con la soledad y con no tener más oportunidades de cambiar de vida. Como Andreu está aferrado a su miedo y a todos los mensajes que este le envía, cada vez relaciona el peligro con más cosas: escalar es una de ellas. Fíjate en que una de las primeras cosas que le reclama a su madre es que le haya contado que se va a escalar: intenta evitar sensaciones de preocupación. Como si fueran rémoras al servicio de los peces gordos, otros pensamientos más pequeños o menos centrales captan su atención y su preocupación se va extendiendo e interconectando con otros temas sin importar espacio y tiempo: el violín, el tartamudeo, el futuro en su carrera, su amistad con Rita...

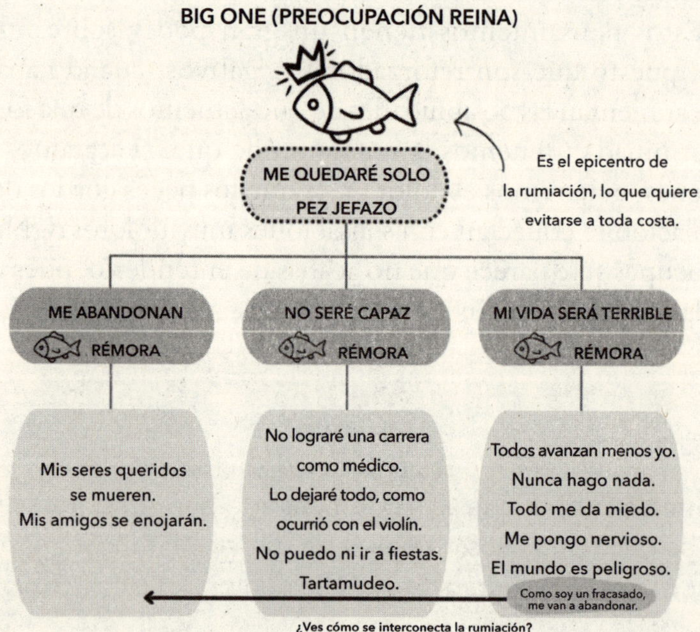

PRÁCTICA: ¡A PESCAR!

En esta práctica, te animo a intentar contactar con tus peces gordos. Repito: no te preocupes si sientes que no llegas a nada, tómalo como un experimento. Si no resulta, te animo a seguir leyendo y dejar reposar esto.

¡Vamos a practicar!

Si pudieras pescar a uno de esos pececillos, ¿cuál sería?

De todo lo que piensas cuando estás experimentando dolor, ¿qué es lo más doloroso? ¿Qué pensamiento ocupa más espacio? Si los peces se enfrentaran entre ellos, ¿cuál daría más miedo?

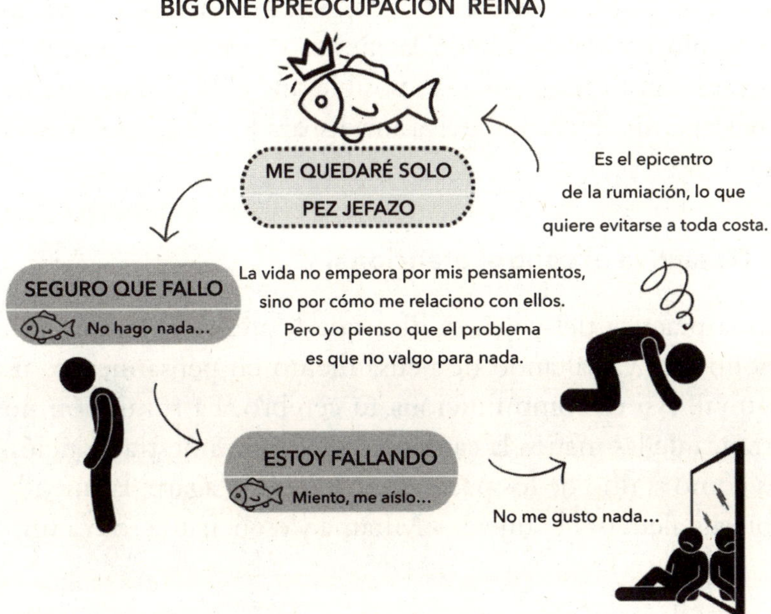

2. Se expande en tu mente como una enredadera

A medida que los pececitos van nadando, se va normalizando la conexión entre pensamientos, haciendo que la siguiente vez que entremos en bucle sea mucho más sencillo traer a la mente todas las preocupaciones anteriores y añadir otras. En cuanto los peces ya conocen bien una zona, la recorren con rapidez e intentan seguir explorando el territorio. Es como ir ampliando la pecera poco a poco, lo que aumenta la duración de tu atención en aquello que te produce dolor, refuerza aún más las relaciones entre pensamientos, te hace perder tiempo...

3. Aumenta las formas que tiene de activarse

Si bien en un principio solo había un botón que activaba este proceso, poco a poco van apareciendo más botones (o «disparadores», como se dice en psicología). Por ejemplo, si en un principio me daban miedo las fiestas y empiezo a pensar en lugares con mucha gente, es posible que el hecho de que me inviten a una boda se vuelva un disparador para comerme el coco.

4. Desactiva el control atencional

En la práctica del yoga, se dice que la atención es como un mono que va saltando de pensamiento en pensamiento. ¡Es natural! Así es como funciona tu cerebro. La rumiación nos arranca de las manos la capacidad de dirigir nuestra atención. Es como si uno de los peces de tu pecera te agarra las mejillas con sus aletitas y te dijera: «¡Mírame y escúchame solo a mí!».

5. Tiene una función protectora, pero aumenta el sufrimiento

Tus pececitos solo quieren protegerte (aunque se les dé supermal). Imagina que estás en la regadera y te sorprende la cabeza de una serpiente saliendo del WC. Con gran probabilidad (si no eres Frank de la Jungla), vas a experimentar miedo y tu cuerpo se va a poner en modo defensivo. ¿Y qué hay peor que tener una serpiente en el baño? No saber dónde se ha metido. Y es que, cuando nos defendemos, lo primero que queremos es controlar todo lo que tenga que ver con aquello que nos acecha. Si el problema es una serpiente traviesa en tu WC, es una herramienta estupenda. En cambio, si es algo emocional —como no entender por qué tu expareja se fue de un día para otro, por qué tu jefe está tan amargado o cualquier otro evento que no suponga un peligro real en el presente—, lo único que genera es más sufrimiento.

Cuando diriges tu atención hacia algo que no existe en tu presente y que te causa sufrimiento, centrándote en aquello que te duele, ¡solo empeoras la situación!

4
EL PROBLEMA DE SOBREPENSAR

> El sufrimiento no es algo que debamos evitar, sino algo que debemos enfrentar y aprender de él.
>
> Martha Nussbaum

Conocer sin más la base teórica de las cosas no suele servir de mucho, incluso puede llegar a ser contraproducente. Recibimos tantas advertencias y consejos sobre salud que se nos acaban haciendo bola. Nos hemos insensibilizado bastante y el sensacionalismo *healthy* tiene bastante culpa.

Así que, como tú y yo ya tenemos cierta confianza, para esta sección, vamos a hacer un pacto: voy a explicarte las consecuencias de la rumiación limitante, pero no vas a darlas por hechas sin haberlas experimentado antes. Si esto se queda en una ponencia sobre los inconvenientes y las desventajas de la rumiación como respuesta, el mensaje pierde fuerza y se olvida, como una más de las mil advertencias sobre salud que recibes continuamente. Créeme, lo último que quiero es que cambies algo solo porque yo te lo diga: ¡tiene que tener sentido para ti!

INFLEXIBILIDAD PSICOLÓGICA

¿Alguna vez te has obsesionado con series como *La que se avecina*, *Aquí no hay quien viva*, *Aida*, *Friends* o *Cómo conocí a tu madre*? Estas series se conocen como *sitcoms* porque, aunque sus tramas parezcan complicadas y enrevesadas, tratan situaciones cotidianas de las personas. Y, si te fijas bien, sus personajes tienen algo en común: un patrón de conducta repetitivo. Tienen los mismos problemas durante toda la serie y, lo más importante, sus formas de responder a ellos no suelen variar demasiado.

Son personajes encadenados a su forma aprendida de hacer las cosas: son inflexibles o rígidos psicológicamente. Ya te hablé de esto antes. ¿Te suena?

La inflexibilidad o rigidez psicológica es la tendencia a responder de forma automática y preestablecida ante una situación concreta.

Por ejemplo, ya que hablamos de personajes ficticios, voy a recurrir a uno que probablemente te suene: Homero Simpson. Imagina que Homero entra en casa y descubre a su hijo, Bart, apuntando a unas latas de cerveza con su famosa resortera. ¿Qué crees que haría este personaje de forma inmediata? Si lo conoces, sabrás que tiende a tener reacciones impulsivas y agresivas, como estrangular a su hijo para reprenderlo.

La inflexibilidad es una baja o nula tendencia a la adaptación: se suele responder siempre de la misma forma que se ha aprendido a lo largo de la vida, pese a que no funcione o genere problemas, pues la persona se siente incapaz de hacer otra cosa. Es como intentar construir una casita solo con un par de herramientas. No es agradable, ¿verdad?

Puede ser que rumiar y comerte el coco sea tu principal respuesta ante una situación concreta (cuando digo «situación», me refiero también a los pensamientos, las sensaciones y las emociones que emergen). Por ejemplo, si cada vez que sientes miedo al abandono tu respuesta principal es rumiar al respecto y empezar a preguntarte qué hiciste mal, quizá estamos ante una tendencia inflexible de reaccionar a esa sensación.

Además de formar parte del patrón inflexible, el acto de rumiar también incrementa la propia inflexibilidad: cuanto más rumio, más inflexible es mi conducta y más esfuerzo necesito para hacer otras cosas. ¿Recuerdas las características de la rumiación? Una de ellas es que va deformando la interpretación del mundo y de la propia persona y cronificándola.

> «No, si yo ya sabía que esto iba a ocurrir...».
>
> ¡Aguas con empezar a darle vueltas! Este pececito es especialista en inflexibilizar más tu conducta. Si lo ves chapotear por tu pecera, le das los buenos días y dejas que se vaya.

Hay algo peor que copiar en un examen y que te atrapen: que no lo hagan.

¿Te suena el «Si copias en un examen, peor para ti, porque es a ti a quien engañas»? Pues en la universidad no lo sé, pero en el ámbito de comerte el coco es de lo peorcito que te puede pasar. Y es que, efectivamente, las acciones que tomamos aconsejados (o más bien siendo empujados) por la rumiación, funcionen es el principio del fin. Cuando haces caso a tu rumiación y te funciona, se refuerza su efecto en ti. Así, se vuelve más fuerte e inflexible, perfeccionando tu neurosis. Te lo explico con un pequeño ejemplo:

Matt se agobia muchísimo a la hora de tomar decisiones con respecto a las compras. Cada vez que tiene que elegir algo, se empieza a sentir mal y sus pensamientos lo avasallan: «Voy a escoger el más caro. ¡Uf! Pero ¿cuál escojo? Al final, tendré que llamar a mi madre para preguntarle. Me gusta este, pero... ¿Seguro? ¡Va, llamo a mi madre!, para eso están los padres, ¿no?».

Así, llama a su madre, que con su consejo disipa su ansiedad. Matt compra y se va a casa muy contento. «Hice bien en llamar a mi madre», piensa satisfecho.

Lo que acaba de hacer Matt, sin darse cuenta, es reforzar todos esos pensamientos que le dicen que él solito no puede escoger algo y comprarlo. Ceder a la rumiación nos va fusionando cada vez más con nuestros pensamientos y generando más inflexibilidad. La siguiente vez que Matt se encuentre en una situación parecida, es más que probable que quiera llamar a su madre o que derive esta dependencia a otras personas. También podría empezar a experimentar ansiedad respecto a situaciones que él pueda asociar con la pérdida de su madre. ¿Vas viendo cómo se perfeccionan las conexiones y cómo Matt va creando un mundo rígido e inflexible?

Pensamientos que pueden aparecer en un proceso de rumiación	Respuesta	Función evitativa	Consecuencia
¡No tener pareja es terrible!	Le perdono los cuernos a mi pareja.	Evito las sensaciones desagradables que ya he decidido que voy a sentir en soltería y que considero lo peor que puede ocurrirme.	Perfecciono la idea de que estar sin pareja es terrible. Normalizo acciones que me alejan de una vida feliz y sigo dejándome esclavizar por esa creencia o pensamiento.
No puedo ir al cine sin compañía.	No voy al cine.	No experimento los pensamientos y las sensaciones que creo que va a proporcionarme ir al cine sin acompañante.	Perfecciono no solo la creencia de que no puedo ir al cine sin otra persona, sino que me quedo sin ver una película que quiero ver y, además, me fusiono con las interpretaciones del porqué no me acompañan.
Tengo la sensación de que mi pareja ya no me quiere.	Le pregunto si me quiere.	Oír que me quiere me calma.	Cada vez que tenga esa sensación, es más probable que dependa de que mi pareja me diga que me quiere. Perfecciono la conexión entre preguntar, controlar, comprobar y sentir tranquilidad en vez de asociar la calma con valores de pareja.

Pensamientos que pueden aparecer en un proceso de rumiación	Respuesta	Función evitativa	Consecuencia
¡Pfff, qué aburrido es el temario de mi examen!	Me pongo a limpiar mi habitación.	Siento que estoy haciendo algo productivo y las sensaciones de aburrimiento y agobio se desvanecen un poco.	Al no estudiar, mi vida se complicará, pero, además, aprendo a enfrentar mis obligaciones por medio de la huida y excusas. Ante situaciones así, me sentiré débil e impotente.

PRÁCTICA: OBSESIONES ASÍ TENGO MILES, AUNQUE A VECES NO SEPA QUÉ SON

¿Tienes tu propia colección de obsesiones? ¡Yo también!

Bromas aparte, es importante que empieces a tomar contacto con las consecuencias de actuar bajo el impulso de tu rumiación. Piensa en la rumiación como una alarma de incendios: ¡cuando empieza, puede darnos miedo no hacerle caso!

Obedecer a la rumiación como quien juega a Simón Dice puede hacer que te fusiones mucho más con pensamientos limitantes. ¿Recuerdas la práctica anterior de conductas inflexibles? Fíjate en los ejemplos de la primera columna.

¿En qué situaciones aparecen esos pensamientos que tanto duelen o preocupan?

En mi caso, los tenía al ver que era la única chica joven en una cafetería a las once de la mañana, o cuando mis amigos no podían salir porque tenían un horario «normal», o cuando gastaba algo de dinero, o cuando me iba a dormir sintiendo que mi día no había sido productivo...

Y a ti, ¿qué tiene que pasarte para que empiece la fiesta de la espuma en tu pecera?

____

____

____

¿Qué cosas haces para calmarte cuando entras en bucle?, ¿alguna de ellas tiene que ver con que la ansiedad u otras emociones desaparezcan? Apúntalas.

¿Cuáles de ellas te limitan? ¿Hay alguna que te genere más problemas que otra? Subráyalas.

¿Calman tus sensaciones desagradables o hacen que la rumiación se adormezca? ¿Durante cuánto tiempo dura ese somnífero?

____

____

____

Con independencia de que estas conductas funcionen más o menos, según lo que entendiste del texto anterior, ¿qué consecuencias crees que tendrán a largo plazo? ¿Te sientes más fuerte y capaz tras hacerlas? ¿Suman o restan en tu vida? ¿Son valiosas para ti o solo sirven para alejarte de tus sensaciones y pensamientos en ese momento? ¿Te gustaría que existiera alguna alternativa?

____

____

____

Ten en cuenta que no todas las conductas o pensamientos que disminuyen tu malestar son limitantes ni perfeccionan tus obsesiones. ¡Aquí estamos intentando desengancharnos de las limitantes! Por ejemplo, si siento ansiedad porque llego tarde al aeropuerto y pienso que, si no corro, no llegaré a tiempo, correr para no perder el avión no me genera ninguna limitación. Sin embargo, decidir que no sé hacer el *check in* y que siempre me lo haga otra persona refuerza el pensamiento de que no soy capaz y limita mi aprendizaje.

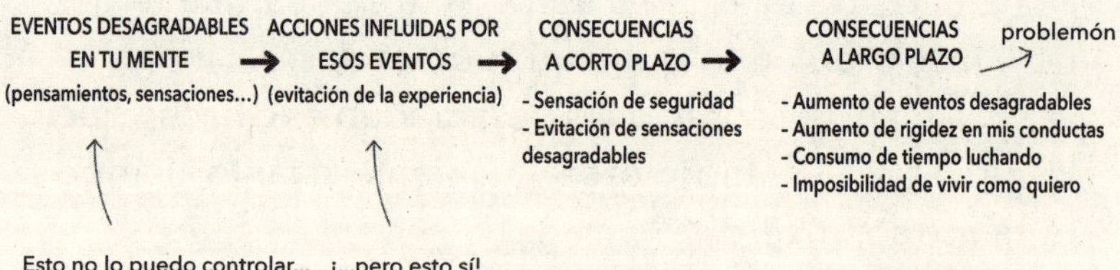

- La inflexibilidad psicológica tiene que ver con actuar bajo la influencia de pensamientos y emociones con el objetivo de evitar el dolor que producen. A corto plazo, actuar así te genera una sensación de seguridad o coherencia porque cedes a tu impulso. Es como si tuvieras sarna o varicela y el cuerpo te pidiera que te rasques: esa acción te resulta satisfactoria durante unos instantes.
- Puede surgir una sensación de alivio o de sorteo de esos pensamientos o emociones desagradables. Si te quedas

en tu habitación rumiando sobre aquello que tanto miedo te da, no te expones a ello.

- A largo plazo, sin embargo, la cosa se pone turbia. Las sensaciones y los pensamientos vuelven con más fuerza, gastas cada vez más tiempo luchando contra tus sensaciones, las conductas pueden tener consecuencias, te vuelves una persona cada vez más rígida y, en definitiva, empiezas a construir una vida carente de valor y significado.

> ¡Clave!
> La inflexibilidad es la consecuencia esencial de la rumiación limitante. El resto de consecuencias que te explico a continuación son, más bien, el resultado de una vida en la que prima la inflexibilidad.

CONDUCTAS INFLEXIBLES

Cualquier conducta puede ser inflexible, por muy saludable que parezca. Aunque en este libro nos centramos en la rumiación, no es la única.

Como la rumiación no suele ser una repuesta útil para aliviar el dolor, por lo general precede a otra conducta que intenta que dejes de pensar (darte un atracón, autolesionarte, gritar, tomar decisiones por impulso, consumir alcohol y otras drogas, romper una relación...).

Recuerda que las conductas inflexibles no tienen por qué ser perjudiciales para la salud de por sí: hacer deporte también puede ser una conducta inflexible o beber cerveza puede ser una conducta totalmente flexible. Recuerda que lo que hace flexible o inflexible una conducta no es la conducta en sí, sino por qué lo haces o para qué.

En este cuadro, te muestro ejemplos de conductas consideradas socialmente saludables o neutras y su flexibilidad según la función que tengan.

Acción	Función	¿Evitación?	¿Inflexible?
Ir al gimnasio	Divertirme, recuperarme de una lesión, llevar una vida saludable, competir en culturismo.	No	Ir al gimnasio es una de las acciones que suman en mi vida. Me hace feliz y no dependo de ello para no sentir malestar.
	No discutir con mi pareja. Cuando hay un conflicto, me voy y me calmo allí.	Sí	No crezco con mi pareja. Mi relación depende de si discutimos o no, y no de nosotros. Ante los conflictos, puedo engancharme en un bucle de pensamientos catastróficos: «¡De seguro vamos a terminar!». Sensación de indefensión si no puedo hacer deporte.
Beber una cerveza	Disfrutar de su sabor, su temperatura e incluso del efecto de la embriaguez.	No	No tiene por qué (siempre y cuando la embriaguez no esté dirigida a dejar de sentir algo o ser capaz de algo).
	Dejar de sentir vergüenza en una cena de amigos.	Sí	No siento mis emociones. No trabajo con la vergüenza y dependo de que esta aparezca. El alcohol y su efecto llevan el volante de mi vida. Sensación de indefensión si no hay alcohol.

Acción	Función	¿Evitación?	¿Inflexible?
Maquillarme	Divertirme, dar rienda suelta a la creatividad, disfrutar.	No	No tiene por qué.
	Dejar de sentir inseguridad si alguien me mira.	Sí	La forma en que lidio con mi inseguridad es haciendo caso a sus órdenes. Sensación de indefensión si no llevo maquillaje. Como calma mi inseguridad, refuerzo todos esos pensamientos de la rumiación que me dicen que necesito el maquillaje.

Cuando nos fusionamos con nuestros pensamientos y empezamos a rumiar en bucle, estamos siendo inflexibles: no hay lugar para nada más, lo que no es útil; de hecho, es destructivo.

PRÁCTICA: ¿QUÉ HACES PARA NO PENSAR?

¿Eres capaz de detectar conductas que hagas bajo el embrujo de la rumiación? Aunque, muchas veces, no nos damos cuenta, ¡todos las tenemos! Uno de los objetivos de este libro es que des pasitos para discriminar tu propia conducta. ¿Te animas a rellenar esta lista?

Cuando algo me preocupa, aparece este pensamiento:

____

Cuando llevo mucho rato pensando, me siento:

____

Normalmente/a veces/siempre, hago esto para desconectar de la rumiación:

____

Sea o no sea saludable de por sí esa conducta, ¿dirías que es valiosa para ti? Es decir, si tuvieras que situarla en un extremo u otro de la siguiente línea, ¿dónde estaría? A la izquierda, están todas esas conductas que hacen que tu vida sea como una ensalada sin aliñar: carente de valor, estancada. A la derecha, en cambio, están esas acciones que enriquecen tu vida y que están llenas de sentido y valor para ti.

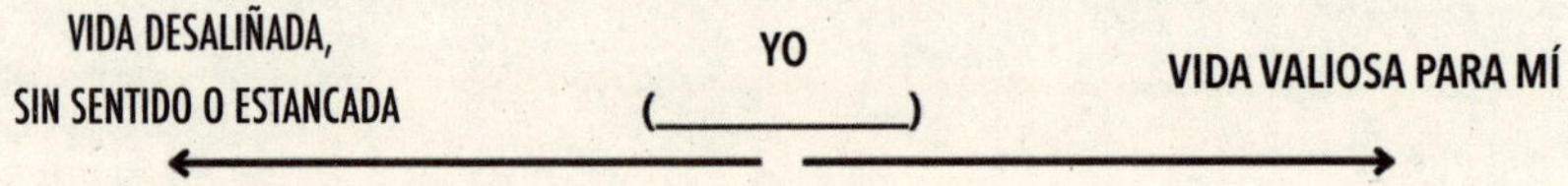

Creo que es flexible/inflexible porque me acerca/me aleja del tipo de vida que quiero:

____

Si sigo aferrándome en estos pensamientos o actuando de este modo para calmarme, creo que en seis meses me sentiré:

____

Te voy a dar un ejemplo personal de algo en lo que tuve que trabajar hace unos años.

Durante un par de años, me acechó el pensamiento de que, cuando acababa la jornada laboral, no estaba lo bastante cansada y que era porque no había trabajado lo debido. En resumidas cuentas: que no merecía lo que tenía.

Tras darle muchas vueltas a este pensamiento e intentar luchar contra él de mil formas distintas, aprendí que había una manera que no solo me ayudaba a calmarlo, sino que me hacía sentir mejor: trabajar hasta que me sentía mal. Los días en los que no lo hacía, mentía a mis seres queridos diciéndoles que había dedicado más tiempo al trabajo. En resumen, era cero flexible y eso me acarreaba muchísimos problemas. Por mucho que trabajar me acercara al tipo de vida que quería y era importante para mí, en ese contexto me hacía sentir bien a corto plazo, pero me alejaba por completo de cómo quería vivir. Y, pese a que mentir es útil en algunas situaciones, no es algo que me guste. Si hubiera seguido así más tiempo, habría acabado exhausta y encontrándome muy mal.

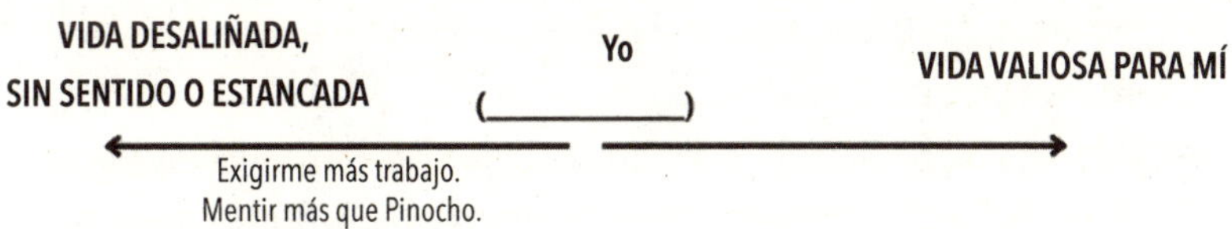

Al decir que mi conducta era inflexible, me refiero a que, cuando ese pensamiento aparecía, era incapaz de responder de otra forma que no fuera obedeciéndolo. La flexibilidad llega cuando, pese a que aparezca ese pensamiento, la persona se siente libre para decidir: «De acuerdo, pero lo que yo quiero hacer es esto, aunque duela al principio».

COSTO ENERGÉTICO

Te hablé de las conductas inflexibles (aquellas que se hacen en respuesta a lo que dice tu cabeza) y de cómo pueden perfeccionar tus obsesiones y aumentar el malestar. Pero ¿y el costo?, ¿es que nadie va a hablar del palazo que supone tener a esos peces chapoteándote en la cara mientras te dicen cosas cada vez más feas?, ¿del hastío y el aburrimiento máximo que supone tener una cacatúa en tu cerebro veinticuatro siete?

Una de las consecuencias de rumiar es el cansancio y el embotamiento mental.

Si te parece, vamos a verlo más vivencialmente.

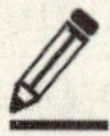

PRÁCTICA: GIMNASIO EN CASA. SOSTENER EL LIBRO

Con esta práctica, quiero que experiencies cómo luchar contra tus pensamientos puede llegar a hastiarte. Es un ejercicio algo físico, así que, por favor, si tus cervicales sufren o tienes otra contraindicación, adáptalo a tus necesidades o no lo hagas. Para realizarlo, necesitarás el libro más gordo que encuentres o algo plano: tiene que pesar, pero debes ser capaz de sostenerlo con la mano estirada.

1. Escoge una actividad valiosa para ti (leer, escribir, pintar, enviar un email, hablar con tus amigos por teléfono, tomarte un café en la ventana...). Hazla mientras sostienes un libro con la mano estirada e intenta

que tu mano no baje de la altura del hombro. Si en algún momento sientes dolor o crees que no puedes más, ve al último punto. Pararemos al minuto, a los cuatro minutos y a los seis. ¿Tienes un temporizador o lo que necesites listo? ¡Vamos allá!

2. Tras un minuto: ¿cómo te sientes? ¿Te cuesta concentrarte? ¡No bajes el libro! (Si no hay dolor, sigue).
3. Tras cuatro minutos: ¿notas la diferencia? ¿Sientes ya la lucha por sostener tu brazo a la altura del hombro? ¿Qué tal va la actividad que haces? (Si no hay dolor, continúa).
4. Tras seis minutos: ¿Llegaste hasta aquí? ¡Tienes alma de marine! ¿Cómo te sientes? La gracia del ejercicio es que notes cansancio y molestia por sostener el libro. Si no es así, prueba a sujetar más peso o a empujar una mesa o una pared con fuerza mientras haces la actividad.
5. ¿Qué ocurre si dejas de luchar y permites que el brazo ceda? Puedes apoyarlo en tu regazo mientras sostienes el libro. Ahora, sigue con tu actividad durante un par de minutos (o el tiempo que consideres).

¿Te sientes mejor? ¿Eres capaz de concentrarte más en tu actividad? ¿Dirías que hasta eres capaz de disfrutarla un poco? ¿Qué ocurría mientras luchabas por mantener el libro en alto?

El libro representa tus pensamientos y sensaciones desagradables: esos contra los que intentas luchar mediante la rumiación o intentando hacer otras actividades. Luchar desgasta y empaña tu visión de aquellas cosas importantes. Fíjate que en ningún momento te pedí que alejes el libro, tan solo que lo poses sobre tu regazo.

Entiendo que seguir con tu vida mientras hay dolor no es tan gratificante como cuando explotas de felicidad o, simplemente, estás en paz. Pero ¡es que no hay otra alternativa! En ocasiones, la vida duele, y es necesario si también quieres sentir bienestar. Luchar solo va a empeorar más las cosas.

VIDA ALEJADA DE VALORES

«¡Quizá estamos a tiempo! Si conseguimos que la bruja te devuelva la voz, podrás regresar a casa con los peces normales y ser... ser infeliz y miserable el resto de tu vida», le dice el cangrejo Sebastián a la Sirenita, que perdió su voz y su cola a cambio de tener piernas. Ariel, que es una de las princesas Disney más criticadas (incluso en el mundo de la divulgación psicológica, ¡mira que meterte en semejante problema por un chico!), tiene claro lo que quiere: explorar el mundo terrestre. Para ella, vivir de otra forma sería una vida alejada de sus valores. Pero... ¿qué son los valores?

En psicología, los valores no tienen por qué dormir en la misma cama que la moral social de la cultura del momento. Entendemos los valores como ideales particulares que obedecen a lo que una persona realmente desea. Es decir:

Tus valores son los principios o las cualidades que configuran lo que para ti es una vida valiosa.

Son el fin inalcanzable que marca cómo quiere actuar una persona, algo así como la estrella polar que indica el camino, pero también las acciones que nos llevan hacia ese norte importante. Las puedes entender como tu propio manual de instrucciones. Como el que te permite armar un clóset de Ikea, solo que, en vez de un mueble, te armas la vida.

A medida que aprendemos, adaptamos nuestra forma de actuar para seguir estos valores (es decir, las instrucciones): estamos en continua evolución y cambio. En el caso de la Sirenita, sus objetivos son explorar la tierra y ligarse al príncipe Eric. Estos objetivos (que, a diferencia de los valores, son concretos y alcanzables) podrían, perfectamente, corresponderse con valores como la libertad, la aventura y la autonomía.

Actuar conforme a nuestros valores es gratificante y es lo que dota de sentido y valía nuestra vida, pese a que en ocasiones con ello aparezca dolor. ¿En qué medida crees que tus emociones, pensamientos, recuerdos dolorosos... te apartan de actuar como te gustaría?

Cuando nuestra forma de responder a lo que ocurre dentro y fuera de nosotros es inflexible psicológicamente, perdemos el timón de nuestra vida, que queda en manos de eventos internos; es decir, vamos a la deriva.

Y es que la vida tiene este componente dual. A mí me gusta pensar en ella como un tazo. Como buen tazo, tiene dos caras opuestas y cada una muestra la máxima expresión de ese valor. Por ejemplo, si para ti las amistades son muy importantes, experimentarás una gran felicidad cuando este ámbito vaya bien. Pero, para que eso sea posible, tiene que existir la otra cara del tazo: esa cara dolorosa que emerge cuando las cosas no van como a ti te gustaría. Imagina que tuvieras que afrontar la muerte de un querido amigo: tras ese descarnado dolor, subyace el deseo de seguir viviendo esa amistad.

Cuando algo tiene la capacidad de hacerte sentir bien también es gracias al dolor que puede generar. Epicuro decía que pasaba de amoríos porque el dolor no le compensaba: mucho drama, que prefería la complicidad y el sosiego de sus amistades. Así, como no quería hacerse cargo de la cara B de las relaciones, lo mejor que podía hacer era no tenerlas.

Hablar de la Sirenita me viene de perlas para dar un toque marino a nuestra metáfora de la pecera: engancharte a tus pensamientos y entrar en bucle te aparta de la vida que quieres. ¿Por qué?

- Por la inacción y el bloqueo al que lleva la rumiación: cuando un pececito salta y trae consigo un pensamiento doloroso, es probable que, de forma automática, metas tu cabeza en la pecera y te quedes ahí un buen rato. Recuerda que, con tu cabeza ahí dentro, martirizándote y persiguiendo pececitos con la mirada, es complicado que pases a la acción y empieces a ir detrás de aquello que quieres. ¡Imagínate que Ariel se hubiera quedado pensando en bucle posada en una roca! Esta es una de las expresiones más claras de la inflexibilidad o rigidez psicológica: no puedo hacer nada adaptativo porque la rumiación me mantiene presa en un bucle sin fin.
- Porque surgen dificultades para clarificar los propios valores. Por una parte, desde la niñez, estamos impregnados de reglas verbales y de cumplimiento sobre lo que importa, lo que no, lo que está bien y está mal. Si lo que te importa de verdad te genera conflicto porque choca contra las bases de lo que te han enseñado, ¡puede que tus pececitos empiecen una gran fiesta de la espuma a la que tienes invitación VIP! Escucharás temazos como *¡Esto no debería importarme!*, *¿Por qué soy así?*, *¡Tengo que dejarme de tonterías!* o *¡Esto me pasa por no hacerle caso a mis padres!* Bromas aparte, puede resultar sencillo ir tras algo que tu entorno condena: vivir tu sexualidad de forma libre en un

entorno heteropatriarcal, lanzarte a por un trabajo artístico que tu familia desprecia, estudiar una carrera sin salida o el simple hecho de desear una pareja en pleno apogeo de la férrea independencia emocional en la que no debes desear estar con nadie. Engancharnos a lo que nos dicen estos pensamientos rumiantes nos lanza directamente al malestar, evitando que construyamos la vida que queremos.

- Porque se genera un malestar atribuido a los propios deseos. Enredarte en tus pensamientos y darle vueltas al asunto durante horas no es precisamente una experiencia agradable. Imagina que, como la Sirenita, sientes un vacío porque no encuentras un trabajo que te guste. Si tu principal respuesta es rumiar («¡No hay nada!, los jóvenes la tenemos difícil, además me falta formación, todo está muy mal, encima los horarios son terribles y no voy a poder ir de vacaciones cuando me queda bien...»), tal vez empieces a asociar ese malestar con el sujeto de la rumiación; vamos, que le puedes agarrar asco al tema del trabajo e, incluso, evitar pensar en ello. Recuerda que no son tus deseos incumplidos o tus vacíos existenciales lo que te produce esa obsesión y sufrimiento, ¡es cómo respondes a ellos!
- Porque en vez de avanzar paso a paso hacia lo que quieres, procrastinas y lo evitas. Por ejemplo (se viene autorrevelación), yo odio la burocracia, la aborrezco con toda mi alma. Me hace sufrir horrores. Sin embargo, adoro la organización y albergo un gran anhelo de dejar de ser un caos andante. Algo que me suele ocurrir mucho es que, cuando va llegando el momento de ocuparme de esto, mis pececitos empiezan a decir su cantaleta y a aletear hostilmente por mi estómago. A veces, me fusiono y me tiro de cabeza a la pecera. ¡Vaya! Qué poco profesional... Con mi edad esto yo lo debería llevar mucho mejor... qué desastre... Esto, agradable no es. Prefiero irme al cine a que me

> cuenten otra película: ¡y eso hago! Se llama «procrastinar»: dejar lo que duele para más tarde. Así, mi deseo de ser más organizada se aplaza porque no quiero entrar en contacto con todo eso. ¿Doy pasos hacia esa vida un poquito más organizada enganchándome a la rumiación y procrastinando en consecuencia? La respuesta es no. De hecho, la palabra *organización* me empieza a causar rechazo, pese a que ha sido siempre algo con lo que disfruto.

Que la rumiación como estrategia de evitación en una respuesta especialmente problemática es algo que ya te suena, ¿verdad? Pero lo que antes no te expliqué con claridad es su efecto en tus decisiones vitales. Seguir tus valores no siempre genera bienestar en el minuto uno: a veces, el precio que pagas resulta doloroso. Eso te puede llevar a evitar las experiencias alineadas con tus valores, como decir la verdad por miedo a las consecuencias, dejar una pareja con la que ya no estás a gusto por miedo a perder la estabilidad..., ya lo sabes, ¡los ejemplos son infinitos! En el cuento de la Sirenita original, escrito por Andersen, Ariel siente un intenso dolor en las piernas cada vez que da un paso: es uno de los precios que debe pagar por alinearse con lo que desea. Además, la historia no le sale tan bien como en la película de animación: vivir una vida con sentido no siempre es fácil ni es garantía de éxito. Esto que te digo podría desmotivarte un poco, pero confío en que los beneficios de seguir una vida llena de significado para ti sean más valiosos que las desventajas y las prestaciones de estar huyendo del dolor.

VIDA SIN COMPROMISO

El compromiso se suele considerar una obligación, pero no tienen nada que ver. El compromiso nace de existir según tus valores, mientras que la obligación es una imposición externa, que puede estar alineada con tus valores o no (pagar tus impuestos, asistir a la escuela, respetar el Código Penal...).

¿Alguna vez has oído o dicho la frase «Es que lo haces por compromiso»? A esto, yo contesto: «Indiscutiblemente, lo hago por compromiso..., no por obligación».

El compromiso implica actuar de acuerdo con los valores personales a pesar de las dificultades o las emociones desagradables. Es un valor en sí mismo y, sobre todo, es una fuerza que se puede medir; por ejemplo, en las desmañanadas que quizá no se te antojan, pero que son necesarios para perseguir aquello que quieres, o en conversaciones que, aunque sean incómodas, tienes porque te importa la relación con amigos, familiares o pareja. El compromiso se mide en todas aquellas cosas que haces, te acompañen emociones en ese momento o no, con la función de poner un ladrillo más en la construcción de la vida que quieres.

El compromiso es el nivel de presencia que tienes en tu vida. ¿Qué predisposición tienes para hacer lo que sea necesario?

El compromiso no te encadena. Cuando te comprometes de verdad con algo, encuentras la fuerza necesaria para trascender tus emociones: ya no vas a intentar no sentir celos, enojo, tristeza o pereza, pues sabes que, cuando aparezcan, tratarás de manejar el timón con todas tus fuerzas. Por mucho que tus peces se agiten y ciertos pensamientos y sensaciones aparezcan, los aceptarás y les darás el lugar que merecen, el de pasajeros, ya que solo tú manejas el barco. ¿Te va a salir siempre como quieres? No es lo más probable. Pero ¿y qué?, ¿y qué si no te sale? Para eso está el compromiso: para volver a intentarlo, sea de la misma manera o de otra. Como opinaría Sartre, el compromiso existe cuando haces, no cuando piensas.

El compromiso, sin acciones claras, se queda en una verborrea estéril y superficial. Cuando tienes claro qué cosas quieres en tu vida, lo siguiente es que tomes decisiones y aclares cómo seguir el camino hacia tu estrella polar.

Si quieres tener una buena relación contigo, como algo importante para ti, empezarás a definir de qué manera empezar a actuar. Y eso implica de forma inevitable lo siguiente:

- Hacer sin que sea un requisito indispensable que quieras: la medicina a veces es amarga, pero la tomas por su beneficio.
- Hacer sin que tu emoción te acompañe: nada de «Ya lo haré cuando no me dé miedo» o «Bueno, a ver si consigo sentir motivación y lo hago», etc. El compromiso es como la fe: si te demuestro como hecho irrefutable que Dios existe, la fe ya no tiene gracia ni sentido. Es como decir que confías en una pareja porque, tras revisarle el teléfono trescientas veces, no encontraste nada extraño. Pues el compromiso es algo así: si siempre se me antoja, no actúo por compromiso.
- No decidir rumiar por encima del hacer: recuerda que meter la cabeza en la pecera te aleja de realizar acciones valiosas para ti. ¡Mantén a esos pececitos a raya! (luego practicaremos cómo hacerlo, no te preocupes).

VIDA ALEJADA DEL PRESENTE

Cuando rumias, sobrevuelas la realidad. El bucle de pensamientos te va atrapando más y más: pasado, futuro, interpretaciones hipotéticas de lo que está sucediendo, preocupación por estar preocupándote... Si el presente duele de alguna forma, nuestra rumiación nos coloca en otra dirección, aunque tal vez sigamos sintiendo ese dolor porque el contenido de nuestra preocupación trate de él; sin embargo, evita que lo experimentemos directamente o que tomemos una decisión. Dice Thich Nhat Hanh que pasado y futuro no existen, que lo único accesible es el presente.

Desconectarte del presente hace que no estés en lo que estás. ¿Intentaste hacer la tarea frente a la tele de niño alguna vez? Si lo conseguiste, te doy mi enhorabuena. Sea cual sea tu capacidad atencional y multitarea, lo que está claro es que, cuando nos dejamos llevar por nuestros pensamientos, nos desconectamos. Esto, de por sí, no es malo. Tener la cabeza en las nubes pensando en nimiedades, soñar despiertos o fingir ser protagonista del videoclip de una canción está genial (a no ser que estemos conduciendo u operando a alguien a corazón abierto, en cuyo caso está muy mal). ¡Desconectar del presente y viajar a mundos paralelos está bien! El problema viene cuando ese lugar es un pozo lleno de rumiación.

Si entraste en pánico porque tienes poco tiempo para estudiar o elaborar un trabajo, lo peor que puedes hacer es dejar que la rumiación te arrastre. De la misma forma, si estás pasándola mal y la rumiación es una de tus principales respuestas, es más que probable que no estés a lo que estás en tu día a día y las cosas no salgan como te gustaría. El sufrimiento puede empezar a extenderse a otras áreas de tu vida.

Si tienes la cabeza en la pecera, difícilmente vas a poder plantearte seriamente qué quieres hacer, cómo y cuándo. Para tomar decisiones respecto a aquello que te importa y dar pasitos hacia delante, necesitas estar en el aquí y el ahora.

PRÁCTICA: TIRAD EL ANCLA, MARINEROS

Puedes hacer esta práctica en cualquier momento, aunque te invito a que busques un lugar tranquilo. No cruces tus extremidades y cuidado con acostarte: no se trata de relajarse o dormirse, sino de focalizar la mente. Cierra los ojos para que te resulte más fácil.

Respira profundamente tres veces. Al exhalar, nota cómo tu cuerpo deja caer su peso sobre donde reposa (la silla, el suelo...).

A partir de ahora, observa tu respiración sin intentar cambiarla. Fíjate en el sonido que hace el aire al entrar y al salir, en la sensación física que produce en tu tórax su paso, en su temperatura, etc. Quédate así unos segundos, limitándote a observar tu respiración. Date cuenta de que en el aquí y en el ahora no está pasando nada más: solo tu respiración y tú observándola. Aparecerán pensamientos, es normal: míralos como si fueran peces o nubes pasando, pero dirige tu atención de nuevo a la respiración. Quédate así durante un rato, el tiempo que quieras. Cuando quieras parar, respira profundamente un par de veces y abre los ojos.

Como has comprobado, si estás buceando en tu pecera de pensamientos, no puedes atender a lo que ocurre fuera. Tu pensamiento puede traer un mensaje aterrador o doloroso, pero también puede ser agradable y positivo. No importa. Recuerda: si estás rumiando, no puedes estar en el aquí y en el ahora y pierdes de vista aquello que importa. Quizá, el contenido de tus pensamientos habla de lo que ocurre fuera, pero la realidad es que estar dentro de la pecera desdibuja tu presente.

AL LÍMITE: DEPRESIÓN, ANSIEDAD Y OTROS PROBLEMITAS

En la pecera de tu rumiación, siempre hay espacio para un pececito más. Los pensamientos no son dañinos de por sí, pero lo que hacemos con ellos lo es; en muchos casos, meter la cabeza en la pecera suele ser el preludio de algo más. Cuando la rumiación no funciona o se nos va de las manos, podemos sentir el impulso de ir más allá para acallar a nuestros molestos pececitos. Así, la rumiación limitante no solo es característica de muchos problemas clínicos, sino la causante de estos y de agravarlos.

La depresión, por ejemplo, no solo se caracteriza por la visión entristecida del mundo, la identidad o la vida en sí, también lo hace por la sensación de hastío y cansancio. Estirar al límite nuestras capacidades físicas y mentales puede hacer que tu organismo colapse y te diga que hasta aquí, que te acuestes. Lo que, comúnmente, expresamos así: «No puedo más, llegué a mi límite». Por supuesto, esto contribuye a tener un nivel alto de estrés, insomnio, dolor de cabeza, rigidez muscular, problemas digestivos...

¡Clave!
Rumiar no deja espacio para el sentido del humor y otros recursos que ayudan en la recuperación de distintas afecciones físicas y psicopatológicas.

Si algunas de estas conductas u otras afectan a tu vida, aprender a cortocircuitar tu rumiación puede ayudarte a tomar una dirección distinta. Además, te animo a que, como mínimo, busques información sobre psicoterapia.

RECAPITULANDO

- La rumiación limitante es tortuosa y genera una visión rígida de los eventos y la identidad.
- Si piensas en la rumiación como una pecera llena de peces, las grandes inquietudes que generan temor y sufrimiento serían los peces gordos, mientras que las preocupaciones subyacentes a estas serían las rémoras. Conocer los peces gordos es interesante, ya que atacándolos se desmontan los procesos de rumiación mucho más rápida y eficazmente.
- Aunque la intención de la rumiación es protectora, acaba generándote más sufrimiento, ya que se activa cada vez por más factores y desactiva el control atencional.
- La consecuencia esencial de la rumiación limitante es la inflexibilidad psicológica, es decir, la tendencia a responder de forma automática y preestablecida ante una situación concreta.
- La inflexibilidad psicológica te aleja de la vida que quieres, ya que tus pensamientos y conductas se vuelven cada vez más rígidos, y eso te aleja de tus valores y del presente. Esta es una de las conductas habituales en trastornos como la depresión o la ansiedad.

PARTE 3

LA RUMIACIÓN EN TU VIDA

5

RUMIACIÓN ROMÁNTICA

Tienes que aprender a levantarte de la mesa cuando ya no se sirve amor.

Nina Simone

Pocas cosas preocupan más al ser humano que el amor. El amor, así como su gemelo opuesto, el desamor, es el tema principal de muchas composiciones artísticas: canciones, pinturas, esculturas, poemas, libros, obras de teatro, series y películas..., ¡me atrevería a decir que también en el mundo de la cocina! Y, como todo aquello que nos es valioso, también puede provocarnos un gran dolor. ¿Cómo se vive el amor en la rumiación?

A mí me enseñaron que el amor todo lo puede, que mueve montañas, aunque también me dijeron lo contrario. El amor es ese sentimiento que, tal y como reflejan las películas norteamericanas, hace que una persecución por un aeropuerto lo arregle todo. No importa que te hayan puesto más cornamenta que a Bambi, el Príncipe del Bosque, o que la relación haga aguas desde el inicio; aquí lo que cuenta es que, cuando quieras pasar página, aparezca un tonto a las tres a detenerte.

Esto, que ahora me indigna, antes me parecía bonito. Muchas personas lo asocian arbitrariamente al amor: si me persigue, me quiere. Y que te quieran y deseen es importante, pero ¡ni se te ocurra mostrar tu interés en ello!, pues podría asociarse fácilmente con la vanidad o, peor aún, con la dependencia emocional.

También me enseñaron a desconfiar del poliamor: «¡Eso son parejas que ya están rotas!», «¡Qué astutos!». Más tarde, en boca de otros, oí que la monogamia era el sótano oscuro donde personas tóxicas y celosas se traicionaban en secreto; también, que los celos son malos y que si los sientes es porque tienes un problema... Meditaba sobre eso cuando alguien se quejó porque su pareja no era celosa y consideraba que eso significaba que no la amaba. No alcancé a oír mucho más porque me distrajo un niño al jalarme el cabello: «Quiere llamar tu atención —me explicaron—, ya sabes lo que dicen, quien bien te quiere te hará sufrir». ¡No! El amor no puede doler: si duele, no es amor, ¿verdad? No sé..., yo solo quiero sentir mariposas en el estómago porque, si no, no estás enamorada. Al respecto, mi abuela me dijo: «Que sepas que las mariposas en el estómago son producto de tu ansiedad, ¡ahógalas!», y añadió otro consejo: «Nunca le laves los calzones a nadie». Minutos más tarde, canonizaba a mi padre por tan nobles proezas como poner el lavavajillas. «Llora lo que tengas que llorar tras una ruptura», «Llorar es sano, pero ¡habla de otra cosa!», «Ten un poquito de amor propio, no te arrastres», «¡Lucha por tu amor hasta el final!»...

Directa e indirectamente, se nos habla del amor y las relaciones, sobre las que establecemos muchísimas reglas y sufrimos si no se cumplen.

Simone de Beauvoir fue una de las pensadoras existencialistas y feministas más influyentes del siglo xx. Con su compi de clase Jean-Paul Sartre compartió mucho más que posturas y postulados feministas. Eran la pareja de la década. Tenían una relación abierta y poliamorosa en los años veinte, algo que rompía con lo socialmente aceptado en aquella época. Ambos aportaron reflexiones sobre el amor y las relaciones que siguen resonando.

Amar va más allá de la experiencia emocional propia: tiene que transmitirse mediante acciones. Cuando ofrecemos amor, esperamos actos concretos como respuesta, actos que se transforman en hábitos, y estos, a su vez, en expectativas. Y esto puede llegar a ser un problema.

Si nuestras expectativas sobre el amor son arbitrarias y aprendidas en vez de valiosas para nosotros, se crean patrones rígidos y, en cuanto no se cumplen, aparece malestar. Aquí se enciende la señal de alerta de la rumiación para ver cómo podemos deshacernos de eso que nos duele.

Veámoslo con un ejemplo:

Adriana tiene una relación con Daniela. Un día, tomando un café con su amigo Nacho, este le cuenta lo feliz que está desde que ya no siente inseguridad en su nueva relación: «Es que, tal y como leí en aquel libro, sentir inseguridad en tu relación no es bueno: significa que algo no está bien». Adriana se va a su casa pensativa: «Ufff..., yo a veces me siento insegura, ¿será que Daniela no me demuestra suficiente lo que me quiere? ¿Será que no sé apreciar lo que tengo?».

Cuando Adriana siente inseguridad, se asusta mucho y su pecera se llena de pececitos que vaticinan la gran desgracia: el abandono. Sin embargo, ha encontrado un truquito infalible para acallar toda esa rumiación: preguntar a Daniela si la sigue queriendo. Al oír un «sí», se calma durante unas horas. No obstante, con el tiempo, el efecto de ese «sí» va disminuyendo y Adriana empieza a exigir otras cosas: «No me digas solo que sí, dime que me quieres» o «Me dijiste que sí sin ganas. ¡Antes tu tono era más cariñoso!». Por su parte, Daniela empieza a sentir rechazo al comunicar su amor y se va volviendo más esquiva. Poco a poco, el sentido y la valía de decir «te quiero» van diluyéndose y el malestar en pareja aumenta.

Un escenario clásico para la rumiación se da cuando empezamos a conocer a otra persona y sentimos interés por ella. Nos enseñan a rumiar sobre cuánto deberíamos tardar en responder un mensaje, a sentir culpa por querer tener una conversación y expresar nuestras necesidades: «Tienes que aprender a fluir», nos dicen. Con las aplicaciones de ligue (que, cuidado, bien usadas me parecen maravillosas) pasa lo mismo que con las fotos: «Esta me gusta..., pero me voy a hacer doscientas más por si sale otra mejor». Sin embargo, la clave es observar cómo te sientes con la interacción de esa persona. Olvídate de lo que te han dicho que son banderas rojas o banderas verdes. Conéctate contigo y con lo que necesitas y quieres. ¿Ese micromundo que has creado con esa persona te permite hablar con libertad de tus necesidades y te permite resolverlas de alguna forma? ¡Que la rumiación no te impida expresar tus deseos!

El otro clásico para la rumiación es... la ruptura. Las rupturas están rodeadas de un inmenso halo de reglas verbales, algunas más útiles y funcionales que otras, como, por ejemplo: «No les des el gusto de llorar, que no vea que te importa». Incluso tu llanto se somete a dominio público, cuando lo que importa es que te desahogues si quieres. Se rumia también sobre tiempos de luto para medir la importancia de la relación anterior e incluso el grado de dependencia emocional. ¡Como si esto tuviera sentido!

El dolor puede hacer que nos preguntemos si nos querían de verdad, si en la siguiente relación será distinto o si el problema es que no merecemos amor. Esto se complica cuando el contexto no goza, precisamente, de ningún tipo de compasión: personas que se van de la noche a la mañana sin dar ningún tipo de explicación, mentiras, medias tintas...

Aprender a despegarte de todo el bombardeo mental en las rupturas es algo que te ayudará a seguir adelante y a poner el foco en ti. Intenta no buscarle el significado a lo que ocurre, aunque tu mente necesite completar como un rompecabezas. Con un poco de suerte, vas a fusionarte con creencias agradables, como: «Conmigo no se atrevió porque soy demasiado para esa persona». Pero, vaya, que no te extrañe que aparezcan pensamientos sobre el mundo y sobre ti mucho más rígidos e hirientes. Recuerda que tu vida se encuentra fuera de la pecera, no dentro. Seguramente, tus pececitos están muy enfadados, confusos, tristes o atemorizados, pero el aquí y el ahora son tus mejores aliados en las rupturas.

APEGOS Y OTRAS ETIQUETAS CON LAS QUE ES FÁCIL RUMIAR

Se ha puesto muy de moda hablar de los apegos y de los vínculos que se forjan. Los apegos son etiquetas que designan de qué forma se vinculan los individuos. Intentan clasificar en grupos cómo se relacionan las personas con el dolor en las relaciones. Es decir, según cómo sueles relacionarte con las cosas que te duelen, se dice que encajas en un tipo de apego u otro. Esta teoría viene de la mano de los investigadores Mary Ainsworth y John Bowlby.

Se distinguen dos tipos de apego: el seguro y el inseguro. El inseguro se divide en tres tipos. A continuación, tienes una tablita a modo de resumen:

Apego seguro	Etiqueta que se pone a la forma de vincularse de personas que, por lo general, aceptan sus sensaciones y pensamientos y se vinculan de forma segura. No expresan miedo al compromiso, al abandono o a dimensiones básicas de la pareja: acciones que son coherentes con valores de pareja personales.
Apego inseguro: Ansioso	Saco donde se mete a personas que intentan no sentir dolor de forma activa, para lo que hacen cosas como rumiar, controlar, comprobar... También suele referirse a personas que expresan ansiedad o preocupación por el abandono.
Apego inseguro: Evitativo	Saco donde se mete a personas que intentan no sentir dolor de forma evitativa, para lo que hacen cosas como distraer la atención para no rumiar o evitar conversaciones, actos de compromiso o expresar emociones. También suele referirse a personas que experimentan ansiedad o estrés en el ámbito de la intimidad.
Apego inseguro: Desorganizado	Este tiene una complejidad especial. En ocasiones, se busca la intimidad y la conexión de forma ansiosa y, en otras, se rechaza profundamente. En los estudios, suele relacionarse con un aprendizaje intermitente en la infancia (experiencias de abandono, infancia traumática y negligente...). También se relaciona con conductas pasivo-agresivas o impulsivas y con el consumo de drogas.

Pues bien, de los creadores de «Me falta dopamina» llega «Es que tengo este apego y por eso actúo así».

Recuerda, el apego es un aprendizaje, y no algo que tienes como quien tiene un hueso roto que le impide caminar. Las personas que, por ejemplo, han aprendido a evitar el conflicto no comunicándose encajan en un apego evitativo. Por otra parte, las personas que se esfuerzan de forma continua para escapar de la sensación de culpa o del pensamiento de ser amadas sin merecerlo encajan más en la categoría del apego ansioso.

Al final, son categorías que clasifican a las personas según sus estrategias evitativas frente el dolor, en ningún caso son la razón por la cual alguien actúa como actúa.

Podemos decidir cómo actuar. Decir que no puedes comprometerte porque tienes un apego evitativo es el equivalente a decir que no puedes comerte un trozo de manzana porque no te gusta. Solo tú decides en qué te limita tu aprendizaje y cómo quieres empezar a vivir tus relaciones.

> ¡Clave!
> El apego es solo un ejemplo de las mil etiquetas que se utilizan hoy en día para hablar de las relaciones afectivas. Recuerda que el conocimiento es un arma de doble filo: ¡no te enganches a él!

Por si en cualquier momento te ataca la rumiación romántica, aquí te dejo algunas preguntas salvavidas para salir de la pecera:

- ¿En qué momentos mi relación me aporta felicidad?
- ¿Me gusta la persona que soy en esta relación?
- ¿Realmente tengo que estar continuamente rumiando para justificar el dolor que me produce el otro?
- Independientemente de si lo que ocurre en mi relación se acepta socialmente o no... ¿Me sirve? ¿Quiero vivir así?
- ¿Me veo llegando a la vejez con mi pareja? ¿Sería un buen final?
- ¿Qué cosas creo que podría hacer para mejorar mi relación o mi vida afectiva?

- ¿Qué cosas creo que podría hacer mi pareja? ¿Tenemos claros nuestros valores de pareja? ¿Nos movemos conforme a ellos?

6
CORRUMIACIÓN

Prefiero cometer errores de amabilidad y compasión que hacer milagros de crueldad y dureza.

Madre Teresa

Muchas veces, sin darnos cuenta, lo que queremos es mitigar de alguna forma el dolor desde la rumiación conjunta: el nuestro o el de otra persona. Te pongo un ejemplo concreto para ilustrarlo mejor:

A Aïcha le han hecho un *ghosting* de manual. Llevaba un tiempo hablando con un chico y se han visto un par de veces. Todo iba genial para Aïcha: «Este sí es el bueno». Un día, el muchacho en cuestión desaparece del mapa.

Aïcha se abalanza sobre su teléfono y envía unos diez audios al chat que tiene con sus amigos contando con pelos y señales su historia de amor y lo poco que le cuadra que ese chico no solo ya no le escriba, sino que, además, la haya bloqueado de todas sus redes sociales. ¿En qué se equivocó? ¿Qué es lo que hizo mal para merecer que la abandonen?

Sus amigos acuden raudos en su ayuda. También se comen la cabeza con la poca información que tienen, aunque les basta para elaborar un par de teorías con el fin de tranquilizar a Aïcha:

—Oye, de seguro se asustó. Hay personas con miedo al compromiso. Quieren comprometerse, pero luego se asustan. Le pasará con la siguiente también.

—¿Sabes qué? A mí también me pasó, y a cinco amigas más. Es normal, así que no te preocupes. ¡Mañana salimos a cenar todos y lo hablamos!

Nuestros seres queridos son capaces de sumar contenido a la rumiación: acabamos de ver un ejemplo perfecto de corrumiación (el acto de rumiar en conjunto). Aïcha ya no tiene el foco en sí misma, sino en el proceso de alguien externo a ella (el chico). Se ha fusionado con estas ideas y sensaciones con las que concibe el mundo. El chico ya no es todo lo que ella ha experimentado y experimenta, sino que cuenta con mucha más información, que pasa a ser el foco principal de su pensamiento pese a que nace de la mera especulación.

Esto tiene un efecto balsámico: nos hace sentir mejor. Y es que las personas que nos rodean están ahí para apoyarnos en los momentos complicados. Desahogarse es algo que se nos puede antojar en un mal momento. La limitación se encuentra en que ha quedado en un último plano lo que realmente le estaba ocurriendo a Aïcha: el miedo de haber sido ella la culpable de este abandono. ¿Qué va a pasar el día que mediante la rumiación no llegue a una conclusión que la haga sentir mejor? ¿Qué mensajes desagradables sobre sí misma podría empezar a recibir y a aceptar de la misma forma que acepta lo que su rumiación dice hoy? ¿Cuándo va a poder trabajar Aïcha en ese pez gordo que la asedia (ser rechazada)?

Cuando nos desahogamos, lo que pretendemos es compartir nuestros sentimientos y opiniones con los demás. Sin embargo, la corrumiación significa no aceptar lo ocurrido e intentar darle un significado menos doloroso con la ayuda de otra persona.

No es lo mismo «Mira lo que me escribió, la verdad es que me hizo sentir supermal. ¿Me das un abrazo?» que «Mira lo que me escribió. ¿Por qué crees que me dice esto? ¿Qué significa? Me pone muy mal cuando lo hace. ¿Crees que tengo razón o estoy exagerando?».

En el contexto está el secreto, como en la masa de la *pizza*. Solo tú sabes si corrumiar te está llevando por un camino que no quieres. Aquí te propongo algunas reflexiones que ojalá te ayuden a salir de dudas:

- ¿Están dándole vueltas a lo que ocurre dentro de la cabeza de una tercera persona? («¿Tú crees que se enojó?»).
- ¿Están dándole vueltas a un problema cuya solución no depende de sus decisiones o no pueden controlar? («¿Tú crees que me van a despedir? A mi compañero lo echaron por lo mismo»).
- ¿Están intentando darle sentido a algo que ya ocurrió? («¿Cómo pudo ponerme los cuernos? ¡Si estábamos genial!»).

¡Atención! Que la corrumiación exista no quiere decir que no puedas hablar de tus problemas. La línea entre desahogarse con tus seres queridos y corrumiar es muy fina, y esta última puede generar la entrada de nuevos pececitos en tu pecera. Para mí, la diferencia principal está en la escucha y en la toma de conciencia respecto a ciertos puntos:

- ¿Tu conversación es abstracta o concreta? No es lo mismo hablar de un concepto abstracto, como la soltería o la soledad, que de algo concreto, como, por ejemplo: «Cuando no tengo pareja, no me atrevo a ir al cine, y eso me molesta», «Me siento sola cuando escribo por WhatsApp y la gente tarda más de una hora en contestar». Hablar de cuestiones poco tangibles facilita el pensamiento en bucle.

- ¿La conversación busca entender el porqué de aquello que duele? ¿Estamos en bucle intentando descifrar por qué alguien actuó como lo hizo o por qué ocurrió algo? Si le hemos dado más de un par de vueltas, lo más probable es que estemos rumiando de lo lindo. Entiendo que el querer saber es natural, sobre todo cuando aquello que sucedió nos importa, entiendo que muchas veces mitiga el dolor, pero es que hay cosas que no pueden saberse. Solo podemos aceptarlas y centrar el foco en nosotros, en lo que eso nos hace sentir en el momento presente, para tomar decisiones teniendo eso en cuenta.
- ¿La conversación se centra en el pasado o en el futuro? Si en ningún momento hablamos de lo que estamos sintiendo ahora mismo y nos centramos en el futuro («¿qué voy a hacer?») o en el pasado («¿por qué otra vez?»), es probable que el foco de atención no esté muy centrado en la persona. Más bien lo está en el exterior y en el efecto negativo que produce. Así, el malestar se incrementa.
- ¿Hay espacio para algo más? Pese a que no se nos antoje en momentos de malestar, tras compartir tus sensaciones con las personas que te rodean y aprovechar para focalizar tu atención en algo lúdico y divertido con ellas te ayudará a desapegarte. Recuerda que, si lo estás pasando mal, es probable que ese día de cine, de boliche, de gimnasio, de cena, de excursión o de lo que quieras no sea el más genial del año, pero el objetivo no es pasársela superbién como si no ocurriera nada, sino cuidar tus amistades pese a tu dolor, entrenar la flexibilidad psicológica y el desapego...
- ¿Cómo se siente la gente de tu entorno? En el transcurso de la conversación, ¿hay espacio para que sepas de la vida

de los que te rodean? ¿Las personas que te rodean se sienten saturadas? Recuerda que no todo el mundo, ni tú tampoco, puede sostener las emociones ajenas en cualquier momento. De todas formas, me gustaría que tomaras esta pregunta con pinzas: lo último que pretendo es que te comas la cabeza responsabilizándote de cómo se sienten los demás. Más que rumiar al respecto, y si me permites un consejo, conecta con cómo te relacionas con tu entorno hoy en día y decide si te gusta.

¿Y si me vienen con el drama a mí?

Ver sufrir a un buen amigo, un familiar, a tu pareja..., en definitiva, a alguien a quien le tienes un afecto, puede ser un auténtico fastidio por múltiples razones: desde que te duela ver a tu persona amada pasarla mal hasta que sientas culpa porque no quieres oír por vigesimocuarta vez todo su drama.

Te diría que le subieras un puntito a la atención flexible al momento presente, que tires el ancla y vivas en el presente estrictamente. Así quizá...

- te des cuenta de que en tu discurso para con tu ser amado hay rumiación,
- empieces a sentir saturación,
- seas consciente de que no estás escuchando, sino aguantando un sermón que no quieres oír,
- sientas frustración porque no eres capaz de ver más allá del discurso de rumiación (tal vez carente de sentido para ti) ni de conectar con el dolor de tu ser querido,
- sientas enojo porque no sigue tus consejos,
- pienses que esa persona solo acude a ti cuando hay problemas,

- sientas una gran satisfacción cada vez que tu ser querido se apoya en ti y, al servicio de incrementar esa sensación, se sume la rumiación.

LA RESPONSABILIDAD AFECTIVA

La responsabilidad afectiva es la capacidad de una persona para reconocer sus propias emociones en relación con los demás, asumirlas y gestionarlas. Implica ser consciente de cómo afectan a las personas que nos rodean nuestras acciones, expresiones emocionales y decisiones, asumir la responsabilidad de la manera en que nos relacionamos emocionalmente con los demás. Esto, que suena muy bonito, cuando se convierte en algo abstracto y rígido (como casi todo el léxico sobre salud mental que se extiende por redes sociales), puede empujarnos a rumiar y hacernos sentir mucha culpa.

La psicóloga Marta Martínez Novoa, en su libro dedicado íntegramente a la responsabilidad afectiva *Que sea amor del bueno*, una de las primeras cosas que hace es hablar de la coherencia. Se trata de tener en cuenta que las acciones tienen un impacto en el entorno. Sin embargo, esto tiene más que ver con la aceptación de que podemos dañar a otras personas que con la idea obsesiva de no hacerlo. Se trata de que tengamos una actitud abierta hacia la escucha y la validación emocional propia y ajena y ser conscientes de que, por muy buena intención que tengamos, nuestras acciones pueden herir a los demás.

En la actualidad, este concepto se lleva tan al extremo que se convierte en una obsesión: no podemos estar pendientes de las necesidades emocionales de otros continuamente, ni mucho menos adivinarlas. El significado que le damos a este concepto marca la diferencia entre generar trescientos mil escenarios antes de interactuar con alguien para descubrir cuál es el mejor momento y forma de decir algo para que no duela, o hacer lo que consideramos correcto y mantener una actitud abierta y dispuesta a la validación emocional de la otra persona.

Y esto tiene poco que ver con el amor que sientas por los demás: tiene que ver con la huella que quieres dejar en el mundo.

Para evitar que te comas el coco pensando en cómo va a afectarle algo a otra persona (cuando realmente no tienes ni idea), te propongo una pequeña fórmula extraída del libro XVIII de Aristóteles, aunque yo lo aprendí de la mano de mi profesora de preescolar:

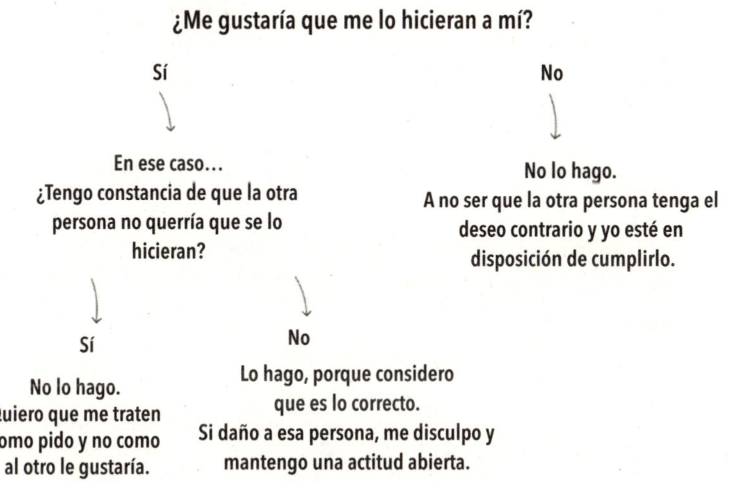

7
RUMIACIÓN POSITIVA

> La violencia de la positividad no priva, satura; no excluye, agota.
>
> Byung-Chul Han

Es difícil ver publicidad sin que aparezca un unicornio multicolor de entre las sombras para vomitarte encima sus polvos mágicos de positividad: «¡Sonríe!», «¡Los lunes también son un gran día!» o «¡Si crees que puedes, podrás!».

En la década de los noventa, surge la psicología positiva de la mano de Martin Seligman. Esta se contrapone a toda la vertiente clínica anterior. Seligman estaba un poco hasta el gorro de que solo se hablara de sufrimiento y trastornos, así que decidió darle un enfoque nuevo a la psicología centrándose en el crecimiento personal y la búsqueda del bienestar. Y, aunque yo no pretendo, en ningún momento, tirar por tierra el trabajo de Martin o criticar la psicología de entonces, debo subrayar que se nos ha ido totalmente la olla con el concepto de positividad. Y es que esta positivitis aguda ya se cuela por las rendijas de casi cualquier producto: series, novelas, poesía, cine... Este fenómeno empieza a sembrar un rechazo por sentir o pensar cosas con contenido desagradable pese a que, insisto, las personas no decidimos qué pensamientos o emociones aparecen.

Hay un capítulo de *Los Simpson*, un especial de Halloween, en el que Bart es un niño con el poder de oír los pensamientos de la gente del pueblo y castiga a todos aquellos que no sonrían o que piensen algo negativo. Los habitantes de Springfield viven en tensión, aterrados por sus propios pensamientos: la rumiación positiva es algo así.

A veces podrás, y a veces no, y está bien que así sea. Lo que no puede ser es pensar que debemos sonreír y procurar ser felices aunque estemos tristes: si estamos tristes, lo estamos y punto. Lo contrario no te guía hacia el camino de la positividad y el optimismo; más bien, te precipita a un pozo de rumiación.

La filósofa Martha Nussbaum considera que las emociones pueden evaluarse de forma objetiva y relacionarse con la ética social. Por ejemplo, la tristeza o la ira, aparte de ser experiencias particulares de una persona, también podrían relacionarse con ideales de justicia. Cuando presenciamos conflictos bélicos que nos horrorizan o nos parecen injustos, es normal que aparezcan estas emociones.

La experiencia y la expresión de todas tus emociones es lo que te permite vivir de forma auténtica y plena.

La positividad es una actitud y, como cualquier otra, puede aprenderse y ejecutarse. Así pues, aquí y ahora tienes el poder de decidir cómo actuar. A lo largo de tu vida, actuarás de distintas maneras. La positividad pasa por aceptar la vida tal y como es: con su cara A y su cara B, con su escala de grises, con sus luces y sombras. Solo así serás capaz de tomar decisiones auténticas y valiosas, independientemente del resultado.

¡Clave!
La actitud positiva la logras en el momento en el que te preguntas: «Desde aquí, desde donde estoy, con mis recursos y circunstancias, ¿qué puedo hacer para mejorar mi vida?».

La positividad como actitud o valor se aleja por completo de la rumiación. De hecho, son bastante incompatibles: rumiar tiene que ver con meter tu cabeza en una pecera y bloquearte ahí, mientras que la actitud positiva tiene que ver con comenzar la toma de decisiones. A continuación, comparto contigo algunos beneficios de cultivar esta última:

- Favorece, como una variable más, que obtengas buenos resultados, ya que te predispone a enfrentar favorablemente lo que venga.
- Produce una mejora psicológica y sintomatológica cuando hay enfermedades con dolor crónico; por ejemplo, ante un placebo, mejoran los síntomas. También se han encontrado resultados muy interesantes en estudios en pacientes con daño cerebral e incluso con cáncer.
- Aumenta significativamente la aceptación del dolor: los intentos de que este desaparezca disminuyen reduciendo la rumiación, la lucha y, por lo tanto, el sufrimiento.
- Socialmente está bien vista: lo mismo ligas y todo.
- Hace que te centres en el hacer, y no en el pensar.

¿HAY QUE HABLARSE DIFERENTE? LAS AUTOAFIRMACIONES

Vamos a entrar en un terreno algo pantanoso: el maravilloso mundo del «solo lo bonito vale».

Las autoafirmaciones son frases positivas cuyo objetivo es construir una experiencia agradable propia o del mundo. También se utilizan en un ámbito más esotérico para pedir al universo que ocurran cosas buenas. Algunos ejemplos: «Me aman», «Soy suficiente», «Soy guapa», «Soy una persona válida», «Esta vida tiene algo guardado para mí», «El universo me cuida», etc. Para mí, esto tiene la misma validez que mirarte en el espejo y decir: «Soy un oso panda en patineta».

¿Da igual cómo nos hablemos? No, no da igual. Sin embargo, lamentablemente, ponerse frente a un espejo cada mañana y repetir como un perico frases de este tipo no va a hacer realidad el gran deseo de dejar de sufrir. Recuerda que tu cerebro es un órgano, y no un Furby que aprende según lo que le digas. De hecho, hay algunos problemas derivados del uso actual o descontextualizado de las autoafirmaciones:

- **Son un intento de fusión**, un intento de huir del dolor generando unos pensamientos agradables sobre tu identidad o el mundo. Y, aparte de no funcionar, la fusión solo te genera más dolor.
- **Son rígidas e inflexibles** y, normalmente, de contenido abstracto. ¿Qué significa esto? Entre otras cosas, que son comidita rica para tu proceso de rumiación. Es como si introdujeras en la pecera más pececitos a los que perseguir obsesivamente con la mirada.
- **No permiten aceptar** las sensaciones y los pensamientos. ¿Recuerdas la autocompasión? Déjate pensar y sentir cosas, aunque no sean agradables. ¡Huir de ellas evita que te centres en lo que te ocurre!

- **Inhiben la acción** respecto a aquello que te importa. Un ejemplo más del efecto de fusión que producen es que te enseñan a instalarte en tu mente a resolver algo que, desde luego, no se resuelve ahí. Incluso, pueden convertirse en conductas de evitación.

¡Y pese a todo esto pueden ser muy útiles!

Esto no te lo esperabas, ¿eh? Pues sí, las autoafirmaciones resultan útiles si están bien contextualizadas.

Si las autoafirmaciones (no en forma de mantra ni con el objetivo de cambiar nuestra psique o forma de sentir) fueran verbalizaciones u otras formas de expresión que describieran aspectos valiosos para nosotros, funcionarían como recordatorio de aquellos lugares hacia donde queremos remar. En definitiva, arrojarían luz en un mal momento e, incluso, nos ayudarían a desfusionarnos de nuestros pensamientos y sensaciones (más adelante, profundizaremos en esto). De este modo, dejarían de ser frases repetidas ante el espejo con cara de intensidad y pasarían a ser recordatorios o alarmas que definen de forma concreta algo que nos importa de verdad. Esto podría ayudarnos incluso a dejar de rumiar.

Por ejemplo, si hoy en día valoras en la amistad la aceptación incondicional y sientes que te rechazan y quieren poco en la preparatoria, en el trabajo o en la universidad, es posible que se desencadenen procesos de rumiación donde aparezcan perlas como «No soy suficiente», «Vaya gente de mierda, me tienen envidia», «Saben que soy una fracasada», «Piensan que hablo demasiado», «La gente ve que soy rara y me voy a quedar sola», etc. También sentirás el impulso de tomar decisiones dirigidas a no sentir rechazo (huir del dolor), como seguirle el juego a quien te trata mal para que te acepte, cambiar tu forma de vestir, dejar de hablar en clase, intentar no destacar en el trabajo, ser extremadamente tajante o borde para mostrar fortaleza... ¡Los ejemplos son infinitos!

Así, una autoafirmación que te recuerda lo que es valioso para ti en una amistad («Los amigos se aceptan de forma incondicional») hará que te centres en eso y en todas las conductas que te acercan a ese ideal (dejar de intentar encajar en un grupo de arpías y buscar personas agradables, por ejemplo).

8
RUMIACIÓN E IDENTIDAD

> Que nada nos defina. Que nada nos sujete. Que sea la libertad nuestra propia sustancia.
>
> Simone de Beauvoir

Dice Jon Kabat-Zinn que se necesita una determinada forma de excavar, un cierto tipo de arqueología interna, para llegar a descubrir nuestra totalidad; aunque esté muy bien cubierta bajo capas de opiniones, cosas que nos gustan y nos disgustan y la densa niebla de los pensamientos y hábitos inconscientes y automáticos, por no mencionar el dolor. Esta forma especial de excavar en nuestro interior tiene poco que ver con descubrir si las etiquetas que nos hemos puesto y que nos han puesto son ciertas o falsas; tiene más que ver con tomar contacto con la verdadera experiencia de la propia identidad. Para ello, te invito a que dejes de ver la identidad como un nombre y empieces a verla como un verbo: *self-ing* ('siendo', 'existiendo'...), como hace Kelly Wilson, padre del modelo. El ser, la identidad, es una experiencia y una narrativa: es la historia que vas escribiendo a medida que vives y eres consciente de ello.

La identidad es la conciencia y la comprensión de cómo experimentamos nuestra propia existencia. Según las investigaciones del psicólogo y profesor Daniel Stern, empezamos a ser conscientes de este yo nuclear y a diferenciarnos del resto de los elementos del mundo durante los primeros seis meses de vida. Más tarde, cuando el lenguaje aparece de forma más compleja, este yo empieza a adquirir cualidades: bueno, malo, niño, niña, bajito, alta, estudioso, indiferente, divertido, empática, aburrido, extrovertido, introvertida, muy sensible... Como ves, mediante el lenguaje, construimos el yo según lo que los demás ven de nosotros y la manera en que percibimos el mundo y a nosotros en él.

Así pues, tu identidad existe cuando experimentas cosas. Pero tú no eres esas cosas. La cantante Amaia Romero canta en su último álbum: «Ya no soy pequeña, pero tampoco soy mayor». El hecho de no entrar en ninguna de estas categorías le hace dudar de lo que se espera de ella y le causa miedo a perder su esencia. Como ves, la identidad es un concepto complejo, más experimental que teórico. Eres esa conciencia que experimenta las cosas. Billie Eilish se pregunta en una de sus canciones: «¿Cuándo nos vamos a dormir...? ¿Adónde vamos?». Nuestra identidad, simplemente, deja de ser cuando no estamos conscientes. De un modo parecido, cuando rumias, te desconectas de tu ser y de tu esencia: te vas, dejas de estar y, por lo tanto, de ser.

> ¡Clave!
> Igual que no eres la insulina de tu páncreas, tampoco eres tu inseguridad, ni tus miedos, ni tus pensamientos. Las personas no son seguras o inseguras: sienten inseguridad o no y deciden quién quieren ser respecto a eso. Las emociones, las sensaciones y los pensamientos son cosas que te ocurren: procesos que tienen lugar dentro de la infinita conciencia que sí eres.

I don't wanna be you anymore («Ya no quiero seguir siendo tú»), canta Billie Eilish frente a un espejo. Y es que caerse mal e incluso odiarse puede ser muy doloroso. Rápidamente, aparece el concepto de autoestima para solucionar esto: «Te tienes que querer más». Yo creo que, para quererse más, hay que rumiar mucho menos, si bien la rumiación tiene una función protectora (aunque se le dé peor que a un caniche defender una mansión) y es normal que se active para preservar esa idea de la identidad que tenemos. ¿Recuerdas esos peces gordos que reinan en nuestra pecera, esos que nos dicen todo aquello que jamás querríamos ser?: «Estoy sola», «Soy malo», «No soy suficiente», «Estoy rota», etcétera.

Al respecto, ¿recuerdas a Andreu en el capítulo 3? Su rumiación iba diciéndole cómo tenía que actuar y quién tenía que ser: necesitaba tener el control, no ir a fiestas, no decir lo que sentía, intentar no ponerse nervioso para no tartamudear... Tenemos tanto miedo de ser aquello que más tememos que acabamos jugando a Simón Dice con nuestras rémoras: «¿Quieres que deje de enviarte ese pensamiento? Pues haz lo que te digo».

Simone de Beauvoir decía que los seres humanos existimos y que, a medida que experimentamos la vida y tomamos decisiones, vamos labrando nuestra propia esencia. Ella pensaba que cada uno es responsable del significado que le da a su vida y a su identidad.

Rumiar no va a ponerte en contacto con tu identidad. Experimentar la vida sí.

PRÁCTICA: LA PARTE BUENA Y LA PARTE MALA DE MÍ

Materiales:
Una hoja de papel y algo para escribir en ella.
Una planta (o cualquier otro ser vivo que puedas observar).

Instrucciones:

1. En una parte de la hoja, escribe seis cosas que alguna vez hayas pensado o sentido sobre ti. Por una cara, las dolorosas y, por la otra, las agradables (tres de cada). Estas pueden ser contrarias, pues quizá un día pensaste que eras una amiga genial y otro que eras la peor.
2. Lee las desagradables colocando el papel cerca de tu cara. ¿Cómo es la experiencia de leer esto? ¿Qué notas? ¿Qué sientes? ¿Qué pensamientos aparecen?
3. Ahora, gira la hoja y repite el proceso.
4. Escoge una de esas frases (yo voy a poner una X en su representación).

¿Eres X de la misma forma que eso que estás viendo es una planta?

Dime si hay alguna manera de que eso que miras deje de ser una planta: si le prendes fuego, sigue siendo una planta, solo que calcinada.

Te invito a reflexionar:

¿Eres X de la misma forma en que esa planta es SIEMPRE una planta? Date cuenta de que lo que dice en ambas partes de la hoja es mentira. Son percepciones que has tenido sobre ti en un momento determinado.

Date cuenta de que esas etiquetas, buenas y malas, son solo eso: etiquetas, y pueden tener mucha lógica o no tenerla.

Recuerda que puedes sentirte de muchas formas distintas según el contexto.

PRÁCTICA: TÚ, EN ESENCIA

¿Podrías describirte en unas pocas líneas? Háblame de ti, de quién eres y de algo que consideres muy valioso para ti. ¿De qué forma te importa eso que te resulta valioso?

____

____

____

Tras hacer la reflexión anterior, cierra los ojos y respira profundamente un par de veces. Me gustaría que pensaras en un momento en tu vida en el que estuviera aquello que te importa. Puede ser un momento bonito, pero también triste. ¿Podrías trasladar ahí toda tu conciencia? ¿Eres capaz de detallar lo que ves?, ¿lo que está ocurriendo? Intenta entrar en contacto con los sonidos, los olores..., utiliza todos tus sentidos. ¿Cómo es sentirse donde estás? Tómate tu tiempo para elaborar los detalles. ¿Qué ves? ¿Qué escuchas? ¿Qué notas? ¿Hueles algo? ¿Qué emoción sientes?

Con el ejercicio anterior, quiero que te des cuenta de que a muchas personas nos importan las mismas cosas. Pero nuestra identidad es única. A muchas personas les importa, por ejemplo, su madre. Mi madre me importa y, al respecto, por ejemplo, te podría hablar de la mesa donde pintábamos gaviotas en un paisaje marino: las mías eran una auténtica basura, pues parecían la letra M, picudas y estrechas, pero las de mi madre eran muy bonitas. Al darse cuenta de que eso estaba haciéndome sentir mal, me tomó la mano para intentar ayudarme: esas gaviotas salieron aún peor. De repente, mi madre empezó a dibujar las gaviotas ultramal. Intento recordar la habitación, pero solo me vienen a la mente algunos elementos, aunque quizá ni siquiera estaban ahí. Sin embargo, es mi forma de percibirlo, esta es la manera en la que experimento que mi madre me importa.

Te animo a repetir este ejercicio cuando quieras volver a un lugar sin rumiación donde solo estés tú y las cosas que te importan.

No querría acabar de hablar sobre la identidad sin mencionar un denominador común en la vida de muchas mujeres, algo así como una tendencia social aprendida, la selección de arquetipos y etiquetas VIP reservadas para nosotras: dramática, tóxica, buscona (por ir suave), intensa, emocional, fría, complicada, problemática, manipuladora, *pick me girl*,[1] etc. Muchas de ellas se construyen en las emociones de las mujeres respecto a los hombres: «Si no quieres estar conmigo, eres fría», «Si te enojas es porque eres complicada o muy dramática».

Existía una revista para adolescentes durante la década de los noventa, que no voy a nombrar por motivos obvios, que publicó perlas como: «Si te gusta un chico, siempre di que sus ideas son las mejores: ¡Aunque no recuerde que la idea la tuviste tú!» o «Está genial que quieras esperar para tener relaciones, pero, si empiezas, tienes que llegar hasta el final. A los chicos no les atrae nada que una chica sea complicada y los maree».

Como apunta Susan Nolen, en el mundo actual, ser mujer y rumiar es relativamente sencillo. Pero las personas somos mucho más que los logros que nos aplauden o aquello que nos cuestionan socialmente. Lo que importa es cómo lo vivimos, cómo lo sufrimos o lo disfrutamos.

1. *Pick me girl* ('chica elígeme a mí') es un término (repulsivo, por cierto) que hace referencia a mujeres que intentan exaltar o fingir características que los hombres consideran deseables para diferenciarse de otras mujeres.

RECAPITULANDO

- Las relaciones interpersonales, especialmente las amorosas, son temas recurrentes en la rumiación, ya que establecemos muchísimas reglas sobre cómo tienen que ser y sufrimos si no se cumplen. Aprender a despegarte de todo el bombardeo mental es clave para decidir cómo quieres actuar en tus vínculos.
- La corrumiación (el acto de rumiar en conjunto con otra persona) corresponde a un intento de no aceptar lo que ha ocurrido e intentar darle un significado menos doloroso con la ayuda de otro. Puede tener un efecto balsámico, pero también te puede generar más preocupaciones y malestar.
- La positivitis aguda que impregna nuestra época siembra el rechazo por lo considerado desagradable o negativo, pero no te dejes engañar: esta positividad tóxica no te guía hacia el optimismo, sino que te precipita a un pozo de rumiación.
- Las autoafirmaciones pueden ser un intento de fusión y generar rumiación; sin embargo, resultan útiles si están bien contextualizadas y ayudan a desfusionarse de pensamientos y sensaciones. En ese sentido, actúan como un recordatorio de aquellos lugares hacia los cuales quieres remar y arrojan luz en un mal momento.
- Rumiar puede llevar a que tengas una idea distorsionada de tu identidad. Esto ocurre de manera especial en las mujeres, pero es vital que recuerdes que eres mucho más que los logros que te aplauden o aquello que te cuestionan socialmente.

PARTE 4

EN BUSCA DE LA FLEXIBILIDAD

9
RECONECTANDO CON LO IMPORTANTE

Las almas más hermosas son aquellas que están provistas de mayor variedad y flexibilidad.

Michel de Montaigne

Cuando te desconectas del presente por meter la cabeza en la pecera, es posible que tus pececitos lleven mensajes sobre cosas que te importan: tu familia, tu pareja, tus amistades, tu trabajo, tu salud mental... A estas alturas, ya sabemos que, aunque rumiemos sobre las cosas que nos importan, nos estaremos perdiendo, justamente, la experiencia de esas cosas.

Si te enojaste con tu madre y llevas horas rumiando sobre ello, la realidad es que no estás pendiente de arreglarlo o de tomar las decisiones pertinentes respecto a tu madre. Si tu pareja te reclama algo y un pececito se agita diciéndote que eso es injusto, que cómo se atreve, que qué cara tiene..., y tú te estancas ahí, lo más probable es que dejes de escuchar a tu pareja. Si te torturas continuamente porque te sientes poca cosa respecto a algo, o descuidas eso que quieres hacer o su ejecución no te resultará valiosa.

PRÁCTICA: ¿QUÉ VES EN LA PECERA?

En la terapia de aceptación y compromiso (ACT, por sus siglas en inglés) se utiliza mucho el cuerpo para que las personas experimenten cómo afecta lo que les ocurre. ¡Y eso es lo que vamos a hacer ahora con dos prácticas muy sencillas!

Ahora te invito a que coloques tu mano a dos palmas de tu cara. Tienes que ser capaz de ver el objeto seleccionado entre tus dedos. Ahora puedes imaginar, o bien escribir directamente sobre la palma y dedos de tu mano, distintos pensamientos que aparezcan en este momento o bien en momentos dolorosos.

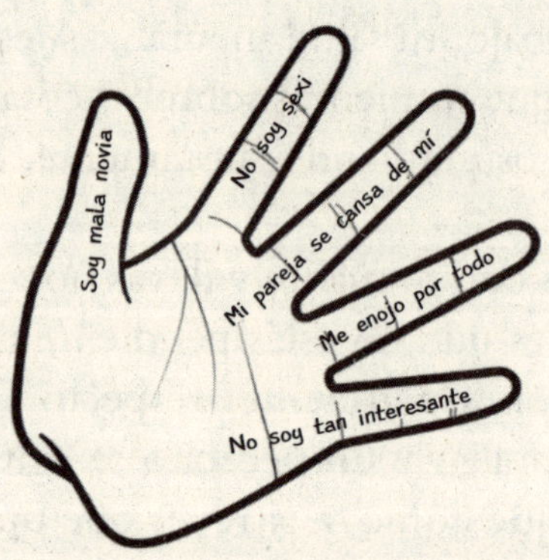

Una vez ahí, me gustaría que te concentrases en esos pensamientos. ¿Qué sientes al leerlos? Intenta fusionarte con ellos al máximo. Si quieres, deja que el pensamiento se expanda y conecte con otros pensamientos: te doy permiso para rumiar, vamos.

Ahora viene la parte interesante. Mientras buceas en las profundidades de tu rumiación, sin separar la vista de ese texto, ¿podrías decirme cómo son los objetos y el lugar que te rodea? ¿Ves el lugar donde te encuentras con nitidez o más bien borroso? ¿Qué ocurre si, sin mover el dibujo, desvías tu mirada al exterior? ¿El lugar vuelve a ser nítido? Fíjate en que, si vuelves a enfocar tus pensamientos, la realidad se desvanece, y viceversa. Imagina que uno de esos objetos que está en la sala es algo o alguien importante para ti. ¿Qué ocurre cuando te sumerges en tus pensamientos?

Si quieres, puedes cambiar el contenido de esos pensamientos: haz que sean agradables o positivos y repetir el ejercicio. ¿Cambia algo que esos pensamientos sean buenos?

LA DESESPERANZA CREATIVA

En el momento en que llegamos a la conclusión de que no hay nada que podamos hacer para vivir una vida sin dolor, aparece una fase maravillosa a la par que dolorosa: la desesperanza creativa. Es entonces cuando nos damos cuenta de que nuestras estrategias para huir del dolor no funcionan y de que, además, ya no queremos inventar otras. Quizá esto suene a resignación, pero es el primer paso para la sanación.

Entender y experimentar que no hay nada que puedas hacer para que algo no duela suena crudo y directo: probablemente sea así. Pero esta fase es necesaria.

¿Cómo le digo a mi pareja que quiero dejar la relación sin hacerle daño?

¿Cómo le pido a mi jefe que me suba el sueldo sin que sea incómodo?

¿Qué puedo hacer para que, si me hacen *ghosting*, no me afecte?

¿Cómo pongo límites sin que nadie se moleste?

Infinitas preguntas y una sola respuesta: no puedes. Puedes hacer las cosas lo mejor posible dentro de tu escala de valores y, aun así, si algo tiene que doler, lo hará. Llega el momento de la aceptación. Es decir, de experienciar el presente tal y como es para tomar decisiones que tengan un valor para ti.

PRÁCTICA: LA CASITA EN LLAMAS

Quiero proponerte una práctica sencilla. En una hoja de papel, dibuja una casita y, cuando la tengas, dibújate a ti dentro (con un dibujo sencillo basta, te lo prometo). ¿Lo tienes? Ahora, pinta unas grandes llamas devorando las paredes de tu casita (repito, tú estás dentro). ¿Podrías ponerle nombre a esa casita? Te doy algún ejemplo: «relación de pareja que me hace infeliz», «trabajo», «no aceptación de una enfermedad», «ruptura», «adicción», etcétera.

Después, dibuja otra casita a unos diez centímetros de la anterior. En ella, escribe aquello que es importante para ti. Es el destino donde quieres ir. Te vuelvo a dar ejemplos: «amor», «tranquilidad», «salud mental», etcétera.

Luego, pinta un camino que una ambas casas. En él, dibuja unas espinas. No te cortes: que esté lleno de espinas y de zarzas que arañan a cualquiera que ose cruzarlo.

Focalízate en ese minitú dentro de la casita en llamas. ¿Cómo es estar en ella? ¿Qué sientes ahí dentro? ¿Qué es lo más doloroso? ¿Qué suele haber en la cabeza de ese minitú?

Ahora puedes elegir: ¿Qué te gustaría que hiciera ese minitú? ¿Te gustaría que siguiera dándole vueltas encerrado en ese lugar? Si ese fuera su último día en la Tierra (va a caer un meteorito del tamaño de Marte, por decir algo), ¿te gustaría que lo pasara metido en su casita en llamas, o que pereciera luchando por llegar a la segunda casita? Aunque no lo consiguiera, ¿qué tendría más significado y valor para ese minitú? ¿Qué dolor prefieres, el de las llamas o el de las zarzas al cruzar hacia el lugar seguro?

Final A: Murió en su casita en llamas torturado por su rumiación.
Final B: Murió en una senda llena de zarzas luchando por llegar a donde quería estar realmente.

Una retirada a tiempo puede ser la mejor victoria. Ya le hemos echado un buen vistazo a las nefastas consecuencias que tienen la rumiación y la evitación en tu vida. Ahora, me gustaría convencerte del todo para que te rindas y te abras completamente a experienciar algo distinto.

¿Te suena esa sensación de estar a punto de que te atrapen en el juego de las escondidas? Tu corazón late con fuerza y sientes la adrenalina corriendo por tu cuerpo. Cuando juegas a atrapar, en realidad, reproduces la dinámica ancestral de cazar y que te cacen: cuando están a punto de atraparte, tu cuerpo se pone en modo huida y tus sensaciones físicas se incrementan. Intentar alejar el dolor (de cualquier forma) es un poco igual: te pones a jugar a las escondidas con él. Sin embargo, ya sabemos que el dolor siempre gana la partida: hagas lo que hagas te va a atrapar.

Pero... ¿Y si dejas de huir? ¿Qué pasa si, en medio de tu huida, frenas en seco y te dejas atrapar? Comprobarás que la emoción es totalmente distinta: te atraparon, sí. En el juego, quizá sea una molestia, porque entonces te toca atrapar a ti y tal vez no quieras. Pero, si te fijas, la emoción intensa no viene de que te atrapen: ¡viene de tu respuesta de huida!

Y es que la dificultad con la que nos topamos a la hora de ser flexibles no suele ser la falta de conocimientos, sino esa sensación de no poder hacer las cosas de otro modo. Por ejemplo: puedes aprender a comunicarte de forma asertiva o a validar las emociones de los demás, pero sentirte incapaz de hacerlo cuando sientes celos o ira. La razón es el aprendizaje del que hablábamos en la primera parte: hay patrones de respuesta aprendidos que aparecen de manera casi automática (en este libro, nos estamos centrando en la rumiación). Por eso, en muchas ocasiones, ¡vas a tener que aprender otras formas de responder!

La metáfora de la cucaracha

Érase una vez una cucaracha. A la cucaracha le gustaban muchas cosas, pero lo que más feliz la hacía era posarse sobre la tapa de tu inodoro. Sí, ¡del tuyo! ¡Precisamente, con el asco que te han dado siempre esos bichejos! Cada día, revoloteaba desde su escondite favorito hasta la tapa blanca de cerámica y colocaba sus patas justo en medio.

¿Qué crees que sentirías si, todavía con cara de sueño, abrieras la puerta del baño y te encontraras semejante insecto color terracota inmóvil sobre la tapa del inodoro? Tienes tres opciones:

1. Resignarte. La cucaracha tomó tu baño y tu casa. No te queda otro remedio que mudarte y no mirar atrás.
2. Evitar el baño (y al bichito) todo lo posible. ¿Qué crees que puede hacerte la pobre cucaracha? ¿Huyes de ella o, más bien, de la sensación tan desagradable que te produce?
3. Aceptar que la cucaracha está en tu baño y tomar decisiones al respecto.

Podrías evitar a la cucaracha de muchos modos o retirarla de formas enrevesadas e incluso crueles, pero... ¿acaso ha cambiado tu relación con las cucarachas tras hacer esto durante años? ¿Qué coste tendría en tu vida eludir al bichito cada día? ¿Con qué estado de ánimo te levantarías? ¿Cómo serían tus mañanas? ¿Cuánto espacio ocuparía en tu mente la pobre cucaracha?

Como habrás adivinado, la desesperanza creativa es la tercera opción. Cuando aceptas que la cucaracha te da asco y que no hay nada que puedas hacer al respecto, dejas de luchar contra esa sensación y pones en marcha tu máquina de toma de decisiones.

Puedes enfrentarte a la desagradable sensación que te produce, armarte de valor y, con todo el asco que es capaz de sentir tu cuerpo, atraparla y soltarla muy lejos de tu baño (y, si es posible, de tu casa). O puedes atreverte a hacer frente al bichito durante un año entero. ¿Crees que a los seis meses seguirías teniendo las mismas sensaciones? Quién sabe, quizá incluso empezaría a parecerte simpática.

¿Qué consecuencias crees que tendría a largo plazo aprender a apartar directamente la cucaracha con las manos? ¿Cómo de fuerte te sentirías si, pese al asco o el miedo, pudieras hacerte cargo de la situación? ¿En qué se diferencian esas consecuencias de las que se darían si, en cambio, decidieras evitarla cada día?

La aversión a las cucarachas es algo aprendido y muy extendido (por eso uso este ejemplo), pero la situación es la misma con cualquier miedo aprendido. Lo interesante es distinguir si nuestras emociones son corrientes que nos empujan hacia donde queremos ir y si son buenas consejeras. Cuando aparece una manada de lobos hambrientos, el miedo que nos apremia a huir es un maravilloso consejero. Sin embargo, el miedo a marcar límites o decir que algo nos molesta puede empujarnos a una vida en la que no nos sintamos nada bien.

La cucaracha representa el callejón sin salida: no hay rumiación posible que pueda convencerte de que no debería darte asco. Cuando te expones a lo que sueles evitar, normalmente, hay dolor. Pero, recuerda, es el dolor de las zarzas: las mismas que marcan el camino a casa.

¡Clave!
En ocasiones, caemos en la falacia del no saber («Es que yo no sé decir que no»), cuando lo que en realidad está ocurriendo es que no sabemos hacerlo sin que eso nos produzca malestar. ¡Recuerda que la primera cucaracha da mucho más asco que la quinta!

PRÁCTICA: INVENTARIO DE CUCARACHAS

¿Se parece lo que ocurre con la cucaracha a algo que esté sucediendo en algún aspecto de tu vida? ¿Cuáles son tus cucarachas o cuáles han sido? ¿De qué cosas sientes más ganas de huir?

10
EL DESENGANCHE

> La acción es la manifestación más plena de la libertad humana.
>
> Hannah Arendt

Hemos llegado al capítulo más práctico de este libro. ¡Aquí tendrás que poner mucho de tu parte! Por supuesto, yo voy a hacer todo lo que esté en mi mano para ayudarte.

El objetivo es conseguir una conducta flexible capaz de adaptarse a diferentes situaciones y responder de manera eficaz. Es decir: que, sea lo que sea que ocurra dentro de ti, consigas responder con una conducta que construya en vez de con una que, pese a que parezca coherente y protectora a corto plazo, genere más problemas a largo plazo (entendiendo esto como minutos e incluso segundos).

La flexibilidad llega cuando te sientes libre para decidir y actuar de otra forma aunque aparezca un pensamiento. Al final, lo que quiero que entiendas es que el problema en sí no es lo que pasó, sino tu respuesta ante ello (en este caso, de rumiación). Lo que ha pasado duele, sí, pero es que quizá tenga que doler. Cualquier intento de lucha, negación o control sobre el sufrimiento está destinado no solo a fracasar, sino a generarte más malestar y rigidez y, en definitiva, a empujarte a una vida que no te gusta.

Pero... ¿y si cambias tu forma de responder? ¿Y si, en vez de rumiar y meter la cabeza en la pecera, haces otra cosa? ¿Y si esa otra cosa tuviera el objetivo de construir una vida cada vez más bonita y valiosa? ¿Qué crees que ocurriría si fueras capaz de dirigirte hacia tus valores en lugar de intentar fulminar el dolor?

La respuesta te la dan los resultados de las investigaciones: a corto plazo, la sensación de ir hacia donde quieres ir y la retribución de tus valores; pero lo mejor viene a largo plazo: una nueva forma de relacionarte con el dolor en la que tus emociones o tus pensamientos no dirigen el timón, una existencia en la que el dolor sea funcional y no nos aparte de tener una vida llena de valía y significado.

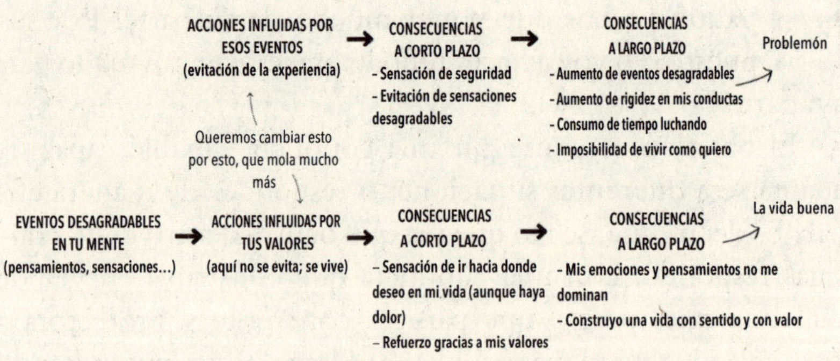

LA DEFUSIÓN COGNITIVA

¿Recuerdas la fusión cognitiva? Llegó el momento de presentarte a su contraria: la defusión. Ya vimos que la fusión implica creerse los pensamientos y ser incapaz de separarlos de la realidad. Pues, bien, con la defusión ocurre lo opuesto: se trata del proceso de separarse de los pensamientos, las emociones y las sensaciones, y observarlos desde una perspectiva más objetiva. Con la defusión, una persona es capaz de dar un paso atrás, de contemplar sus pensamientos como algo que le está sucediendo, y no como una realidad o algo que forma parte de quien es. La defusión nos permite suspender el juicio sobre nuestros pensamientos, lo cual es el paso previo para retomar las riendas de nuestra vida.

Para profundizar un poco más, recurriremos al abordaje que hace el filósofo Nietzsche sobre la naturaleza humana, que me encanta para interpretar este tema. Nietzsche divide al ser humano en tres tipos según su estado de conciencia: el camello, el león y el niño.

- El camello es aquel que vive feliz fusionado con sus creencias y pensamientos, pero totalmente desconectado de su naturaleza: no sabe que está a merced de lo que piensa y lo que siente, así que carga el peso del mundo en su joroba y hace lo que el mundo le dice. Por ejemplo, no se pregunta si tiene hambre: come porque cree que es la hora de comer.
- El león ha conseguido desfusionarse de sus pensamientos, cree que las cosas no ocurren porque tengan que ocurrir ni porque haya una lógica o un plan escrito, lo cual lo hace libre, pero también vulnerable. De repente, siente una gran inestabilidad y ganas de rumiar.
- El niño, también conocido como «superhombre», es aquel que vive libre de cadenas y en total aceptación de la vida tal y como es: no sufre, ya que cada día de su vida es un regalo.

A partir de ahora, vamos a trabajar con ese león interno. No vamos a intentar convertirnos en el «superhombre», ya que eso supondría renunciar a nuestra naturaleza humana intensa y rumiante. Nuestra misión aquí es que seas capaz de darte cuenta de cuándo estar en fusión con lo que te ocurre está siendo un problema. ¡Así podrás dar un paso atrás y decidir con conciencia!

PRÁCTICA: VIAJE AL INTERIOR DE MI CUERPO

¡Vamos a hacer un miniviaje astral! Cierra los ojos y respira profundamente un par de veces. Poco a poco, imagina cómo tu conciencia se convierte en una bola de luz que puede ir viajando por todo tu cuerpo. Se trata de que explores lo que ocurre en él. Detente en tu espalda. ¿Qué sensaciones están ocurriendo en tu espalda ahora mismo? Quédate observando unos segundos. Ahora, viaja hacia tu cabeza. ¿Qué pensamientos ocurren ahora mismo? Intenta darte cuenta de qué pensamientos aparecen. Piensa: «Me doy cuenta de que estoy pensando...». Observar el contenido de tus pensamientos sin juzgarlos ni darles sentido. Es como mirar una pantalla y esperar a que algo aparezca. No te enganches a ellos, deja que entren y salgan con libertad. Simplemente, date cuenta. Cuando quieras parar, respira profundamente un par de veces y vuelve a abrir los ojos.

Las siguientes páginas están llenas de contenido y prácticas experienciales: hazlas con una gran apertura mental, siempre desde la compasión. Si antes vivíamos enganchados a esos pececitos creyendo todo lo que nos decían u orbitando a su alrededor, ahora daremos un paso atrás. Te voy a proponer ejercicios para que saques la cabeza de la pecera y seas capaz de limitarte a observarla, sabiendo que lo que ves solo son pensamientos y que sus mensajes no tienen por qué dirigir las decisiones que tomes.

Probablemente, estas prácticas y enfoques sean algo nuevo para ti. ¡Algunas cosas nuevas entran con facilidad y otras requieren práctica! El malestar, el conflicto, la inseguridad, las dudas..., todos son bienvenidos. De hecho, este es el momento clave para los mimitos. ¿Que no te sale a la primera?, mimitos a tu persona. ¿Que sientes que te cuesta?, también mimitos. Mimitos puede ser explicarle a alguien cómo llevas este proceso y darte la oportunidad de volver a practicar, pero también cerrar el libro, meter una *pizza* congelada en el horno y poner una película de las de pensar poco. Recuerda: con com-pa-sión, o esto no tendrá sentido.

Para que no se te haga bola, voy a introducirte estas prácticas por fases: en la primera, te centrarás en detectar tus pensamientos, notarlos y desactivar su función; en la segunda, notarás cómo impactan esos pensamientos y emociones en tu cuerpo, lo cual trabajarás con compasión y aceptación; en la tercera, elegirás conscientemente el rumbo que vas a seguir.

Antes de abordarlo, te pido una pequeña y última parada técnica. Quiero que tengas en mente algunas anotaciones sobre los pensamientos:

- Los pensamientos son cualquier tipo de cognición: reglas verbales, creencias, pensamientos automáticos, recuerdos, pensamientos intrusivos..., todo aquel texto que aparezca en tu cabeza.
- Los pensamientos son verbales: están influidos por las relaciones que estableces con el lenguaje, por eso trabajamos con este.
- Los pensamientos no pueden herirte: ¡es lenguaje! Por eso, no importa el contenido del pensamiento en sí, sino qué misión tiene (¿te incita a huir y a evitar?, ¿te incita a hacer algo que sume en dirección a tus valores?).
- Los pensamientos pueden producir sensaciones (emociones): ¡estas tampoco pueden herirte!, aunque se experiencien de forma agradable o desagradable.

Detectar pensamientos

A veces, resulta difícil ser conscientes de que estamos pensando, sobre todo si vivimos fusionados a nuestros pensamientos. Darte cuenta de lo que ocurre en tu interior es el primer paso para aprender a desfusionarte y no dejarte arrastrar por tus pensamientos y emociones. Detectar tus pensamientos puede ayudarte a trabajar con ellos, así como a tomar distancia.

¿Empezamos?

PRÁCTICA: DETECTOR DE PENSAMIENTOS

¿Recuerdas la práctica de la página 144, «Viaje al interior de mi cuerpo»? En esta, vamos a ir un paso más allá (o, mejor dicho, un paso más atrás, ya que nos estamos desenganchando). En esta práctica, quiero que seas consciente de que tus pensamientos, e incluso tus sensaciones, son procesos finitos.

Respira profundamente un par de veces. Centra tu atención en lo que está ocurriendo en tu cabeza. ¿Qué pensamientos aparecen? Intenta fijarte en cómo entran y salen. Estos pensamientos son pececitos que aparecen y desaparecen de tu pecera. Observa cómo nadan: ¿de forma nerviosa?, ¿calmada? Si tus pensamientos fueran peces, ¿cómo se están moviendo ahora?, ¿hay alguno que ocupe mucho espacio en la pecera?

(Puedes utilizar cualquier otra metáfora: nubes moviéndose en el cielo, las propias letras de tus pensamientos escritas en tu mente, hojas movidas por el viento o por un arroyo...).

PRÁCTICA: ¿DÓNDE ESTÁN TUS PENSAMIENTOS?

Me gustaría que observaras tus pensamientos en algún lugar; por ejemplo, nadando en la pecera (decide dónde vas a colocarla en el lugar en el que estés). Si te resulta más sencillo, también puedes imaginar cómo se escriben mágicamente en alguna pared o superficie. Hazlo cada vez que aparezca un pensamiento. Puedes cronometrar un par de minutos o contar unas veinte respiraciones.

Una vez que te encuentras haciendo esto, date cuenta de que tus pensamientos están allí y tú estás aquí. ¿Dónde están tus pensamientos ahora mismo? ¿Dónde los estás colocando? ¿Quién los colocó ahí?

Vuelve a fijarte: ¿dónde están esos pensamientos?, ¿y tú? ¿Ves que tus pensamientos están allí y tú aquí? ¿Qué más está allí? ¿Recuerdas los demás objetos que viste en tu habitación?, ¿están aquí o allí? Date cuenta del espacio que hay entre tú y las demás cosas, tus pensamientos incluidos.

Notar esos pensamientos: sensaciones

Vamos a ir un poco más allá y abrir espacio a cómo impactan tus pensamientos en tu cuerpo.

PRÁCTICA: TIRAR EL ANCLA 2.0

Respira profundamente tres veces, fijándote en la sensación física que produce en tu tórax la entrada y la salida del aire. Atiende a tu respiración sin intentar cambiarla. Quédate así unos segundos, solo observando tu respiración... Date cuenta de que aquí y ahora no está pasando nada más: solo tu respiración y tú observándola. Aparecerán pensamientos, es normal: puedes observarlos como si fueran peces o nubes pasando, pero tu atención ha de volver a la respiración.

Cuando ya te encuentres en ese proceso consciente de poner atención en tu respiración, dejar fluir pensamientos. En caso de que te descentres, vuelve a enfocarte amablemente en la respiración. Vamos a añadir algo más: fíjate en lo que ocurre en tu cuerpo cuando aparecen los pensamientos. Imagina esa pecera tuya en el lugar donde notes sensaciones físicas: el estómago, la cabeza, la espalda... Visualiza cómo se mueve esa zona en este momento. ¿Se agita con algún pensamiento? ¿Cómo es la sensación? ¿Cómo es notar que aparecen esos pensamientos, agradable o desagradable? Intenta no luchar. Si te pierdes, regresa a la respiración, a la calma. Siempre puedes intentarlo de nuevo.

1. ¿Cómo está tu pecera? Obsérvala durante un rato sin perder contacto con la respiración.
2. ¿Hay algún cambio? ¿Se calma? ¿Se agita? Limítate a observar.

Practica esto el tiempo que quieres. Cuando quieras parar, respira profundamente un par de veces y abre los ojos.

Desactivar la rumiación

En vez de luchar contra la aparición de esos pensamientos que te conducen a la rumiación, lo que vamos a hacer es desactivar su efecto malicioso en ti. ¡Vas a aprender a cortocircuitar tu rumiación! Para ello, recuerda que has de tener ya cierto compromiso con no luchar. No se trata de conseguir que desaparezcan: eso equivaldría a jugar a las escondidas con ellos y, cuando menos, te provocaría estrés.

Las prácticas que te propongo tienen como objetivo que tomes distancia con tus pensamientos y dejes de engancharte a ellos. La forma de hacerlo no es lo más importante; es decir, imaginarte que tus pensamientos son peces o que están escritos en la pared no tiene ningún componente sanador de por sí: es como si te digo que te imagines un mono haciendo malabares con cuatro cocos, muy divertido, pero sin más. Así pues, siéntete libre de modificar las estrategias que te ofrezco y de quedarte con el método o la metáfora que más te sirva.

¡Clave!
Lo importante es que estas instrucciones te ayuden a dar un paso hacia atrás y observes estos pensamientos en vez de fusionarte con ellos.

PRÁCTICA: EL ACTOR MÁS MALO DEL MUNDO

En esta práctica, quiero que experimentes cómo cambian las sensaciones que producen tus pensamientos según modulas la intención del texto. Vamos a desactivar su función maligna y a reducirlo a lo que es: ¡palabras!

Este ejercicio es bastante experiencial. Intenta mantener una actitud abierta y recuerda que en ninguna práctica se pretende banalizar tu dolor o ridiculizarlo. Tu dolor es importante, por eso estamos aquí.

1. Escoge un pensamiento que te genere dolor. Yo voy a proponerte uno, pero elige el que quieras (si consideras que es un pez gordo, mucho mejor): «Me van a acabar abandonando» o «Todos me abandonan».
2. Una vez que tengas tu pensamiento, toma aire tranquilamente, sin intentar cambiar tu respiración. Ahora, céntrate en ese pensamiento: fusiónate con él: «Me van a abandonar».
3. ¿Qué sientes? (si la respuesta es agradable o indiferente, quizá no es el pensamiento adecuado o el contexto para trabajarlo. Te animo a escoger otro

que sí te escueza). ¿Dónde lo sientes? Concéntrate en esa sensación y repite tu pensamiento: «Me van a abandonar».

4. Ahora, repite en voz alta ese pensamiento como si fuera el guion de una película. Yo voy a ser la directora, así que espero que te metas en el personaje (también puedes pensarlo, pero será más experiencial si lo verbalizas). Di tu pensamiento como si...
   a. Te diera totalmente igual. Repítelo varias veces. Quiero creerme que te da completamente igual: «Te aseguro que me van a abandonar. ¡Qué pesadito el pez!».
   b. Lo dijeras con sarcasmo: «¡Oh, vaya, van a abandonarme! ¡No, por favor! ¡Van a abandonarme! ¡Que alguien llame a quien le importe!».
   c. Tuvieras que gritárselo a la vecina de enfrente, que es mayor y le cuesta un poco oír: «¡Que diiiigooo que me van a abandonaaar! ¿Estás sorda? ¡Que me abandonan te digo!».
   d. Fueras un dibujo animado (la galleta de Shrek, Mickey Mouse...).
   e. No quisieses que te dieran el papel. Quiero que sobreactúes muchísimo, tanto que, si te viera alguien, tu interpretación diera vergüenza ajena: «¡OH! ¡ME VAN A ABANDONAR!» (Mientras finges que lloras poniéndote gotas de agua en la cara).
5. Ahora, cierra los ojos y toma conciencia de cómo te sientes. ¿La sensación anterior ha aumentado o disminuido? Recuerda que el objetivo directo no es que disminuya, sino que te des cuenta de lo que sucede dentro de ti.

Repite este ejercicio entero o quédate con la directriz que más te guste. A mí me funciona mucho ponerle voz de dibujo animado.

Haz este ejercicio siempre que quieras. Si sientes que estás en bucle, es una buena herramienta para romper el circuito de la rumiación. ¡Ánimo!

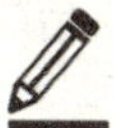

PRÁCTICA: NO QUIERO CANAPÉS, GRACIAS

En las bodas a las que fui aprendí algo: el estómago tiene una capacidad limitada para comer canapés. Y, si te comes todos los que te ofrecen, no vas a tener espacio para los que te interesan de verdad. Lo mismo pasa con tus pensamientos: si te enganchas al primero que pasa, ya estás en problemas.

En una postura cómoda, respira profundamente un par de veces... Y empezamos.

Imagina un gran salón de actos. Visualízate con un traje o vestido increíble, si quieres. En ese salón, hay muchos meseros que sostienen bandejas; si eres muy fiel a la metáfora de la pecera, puedes imaginarlos con cabeza de pez, por ejemplo. En esas bandejas, hay canapés de pensamientos. Elegantemente, obsérvalos y, ante la presencia de uno, cuestiónate lo siguiente: ¿es útil ese pensamiento? ¿Si me engancho a él ahora es el inicio de la rumiación? ¿Es agradable o desagradable? Si este pensamiento fuese un canapé, ¿de qué sería? ¿Qué tan grande es? Si mi mente fuera ese salón de actos, ¿cuánto espacio podría ocupar si, al comerme el canapé, empieza a expandirse? ¿Me lleva esto a resolver algún problema? ¿Me aporta algo valioso? No te cuestiones en ningún momento si el canapé dice la verdad.

Para acabar, imagínate con una amplia sonrisa diciendo: «No, gracias, no quiero más canapés. Gracias, de verdad, muy amable, ya probé antes».

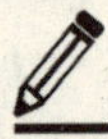

PRÁCTICA: MIS PENSAMIENTOS Y YO

Esta práctica es una adaptación de una que aprendí con el psicólogo José Molinero en una de las formaciones que imparte sobre terapia de aceptación y compromiso (ACT). En ella, aprenderás a distanciarte de tus pensamientos de modo un poco más experiencial. Como ya utilizaste tu voz externa e interna, ahora vas a utilizar el cuerpo. Necesitarás unos *post-its* y algo para escribir en ellos.

Vuelve a observar a tus pececitos. ¿Cómo está la pecera?, ¿tranquila o revuelta? ¿Qué hay en tu mente? Cada vez que aparezca un pensamiento, apúntalo en un pósit y colócalo en la pared. «Me cuesta mucho» o «No pienso en nada» también son pensamientos.

Colócate frente a esos pensamientos: ¿cómo te hacen sentir? ¿Qué tienes ganas de hacer cuando los tienes? ¿Son acciones que mejorarían tu vida o le darían algo de valor? Fíjate en que tus pensamientos están ahí y tú estás aquí. Da un paso hacia atrás con firmeza.

Ahora, elige conscientemente: «Voy a dejar fluir esos pensamientos o colgarlos de la pared, voy a notar su presencia y las sensaciones que me producen y voy a hacer [lo que tú elijas], que es más valioso para mí que engancharme en ellos».

COMPASIÓN Y ACEPTACIÓN

¿Alguna vez hiciste algo de esto?

- Culparte por la traición de otra persona: «Si es que no aprendo...».
- Culparte por el abandono o rechazo de otra persona (o grupo): «Normal..., ¿quién va a querer estar conmigo?».
- Sobrepensar a muerte el hecho de haber cometido un error.
- Infringirte daño físico o emocional para ahuyentar el dolor.
- Sumergirte en una preocupación eterna para intentar entender cómo es posible que ocurriera lo que ocurrió.
- Sumergirte en una preocupación eterna para intentar entender por qué te sientes como te sientes o por qué piensas lo que piensas.
- Rumiar sobre errores pasados.
- Centrarte en lo que está mal.
- Validar emociones y acciones de los demás, pero condenarlas cuando son tuyas al grito de «Es que no es lo mismo que lo hagas tú a que lo haga yo. Yo debería...».

- Preocuparte porque cosas que antes no ocurrían ahora sí: «Es que a mí antes no me pasaba esto...».
- Buscar la razón por la cual tus logros no son tan importantes: «Tuviste suerte», «Bueno, eso lo hace todo el mundo», «No me esforcé tanto en realidad», etcétera.
- Exigirle a alguien que se sienta, piense o actúe de determinada forma porque en tu mente tiene lógica.

Las acciones de esta lista van ligadas a la falta de compasión y aceptación. Es decir, que se corresponden con la negativa a asumir que hay aspectos o situaciones que no podemos modificar. Además, están marcadas por una total ausencia de empatía y amabilidad con los demás y con nosotros mismos.

La compasión es una actitud con la que le damos un significado coherente al dolor: sin rumiación. Es una habilidad que se entrena y, a diferencia de lo que piensa mucha gente, no tiene nada que ver con victimizarse. Cuando la evaluación de lo que hacemos no nos gusta, solemos caer en pensamientos hostiles y poco coherentes.

Veámoslo con una historia real:

> Ina es una osa que estuvo cautiva veinte años en una jaula muy pequeña en un zoológico hasta que un grupo de rescatadores la liberó. Pero, pese a los intentos de reinsertarla en el medio natural, Ina caminaba en pequeños círculos, como si siguiera atrapada en la jaula.

Te animo a que busques en internet el video donde se ve a Ina y su reacción a la libertad que tanto había ansiado. Quizá así captes mejor la idea.

¿Qué te inspira Ina? ¿Qué emociones sientes cuando la ves incapaz de salir de su jaula? ¿En algún momento has pensado algo parecido a que Ina es tonta, que no sabe lo que quiere?

¿Te gustaría decirle que es una desagradecida? Tanto tiempo queriendo salir de la jaula... ¡y ahora no lo aprovecha!

¿Eres capaz de sentir compasión por Ina?, ¿esas ganas de acompañar y de abrazar en el dolor?, ¿esa comprensión por su dolor aunque no seas una osa y aunque tu vida haya sido distinta?

Eso es tener una actitud compasiva: dejar la lógica a un lado y las cosas que quizá no acabes de comprender para dar espacio al dolor.

¿Se parece la forma que tienes de relacionarte con el dolor de Ina con la forma en que te relacionas con el tuyo? ¿Crees que te perdonas rumiar? ¿Crees que te construyes en lo que no te gusta de ti? ¿Crees que este viaje sería más amable con un poco de autocompasión?

¡Clave!
Recuerda que las cosas duelen porque en el otro extremo hay algo que nos produce inmensa felicidad. Cuando algo importa duele. Y, gracias a que duele, nos importa.

Te doy un par de ejemplos antes de pasar a la práctica. Recuerda que estos ejemplos exponen situaciones que pueden darse según mi punto de vista, pero puedes estar en desacuerdo con lo que yo considero ventajas o desventajas.

El primero es mi gato: se llama Whisky y es un bebé adorable que me da muchas alegrías. Me encanta ver cómo salta y el interés que siente por todo. Jugamos a cazarnos mutuamente, lo cual es posible gracias a su naturaleza: es ágil y todo le causa curiosidad, incluyendo mis preciosas plantas. Así pues, gracias a que mi gato destroza mis plantas, yo puedo jugar con él de la manera en que lo hago. Quejarme de que mi gato tira las macetas al suelo y se restriega en la tierra sería negar la vida tal y como es.

El segundo ejemplo es el hecho de tener una pareja. Por lo general, interpreto que las personas tienen pareja para que su vida sea mejor. Sin embargo, en este caso también se dan (o deberían darse) ciertas conversaciones que preferiríamos evitar. La paradoja se halla en que, gracias a las conversaciones incómodas, fortalecemos lazos y alimentamos la confianza. Querer pareja y pretender no sentir malestar en ningún momento es como querer tener gato y, a la vez, un sillón sin arañazos: ¿dónde está la aceptación del mundo real?

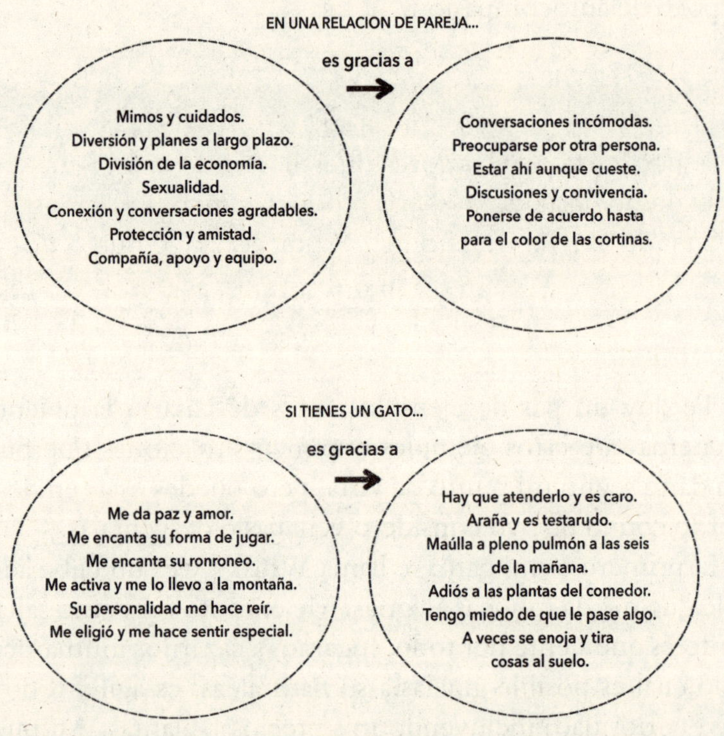

PRÁCTICA: LOS TAZOS DE LA ACEPTACIÓN

Toma un papel y algo para escribir, y dibuja dos círculos, uno al lado del otro: representarán las dos caras de un tazo. También puedes escribir sobre un círculo de papel y usar ambas caras del tazo. A continuación, toma un área de tu vida o una situación concreta y escribe, en la cara A, las cosas que te hacen feliz y son valiosas para ti y, en la cara B, los costos derivados de la cara A.

Si dibujaste ambas caras en una misma hoja, pliégala para que las caras del tazo sean opuestas. Ahora quiero que tomes y mires el tazo por la cara desagradable e intentes alejarlo de ti lo máximo posible... ¿Qué ocurre con la parte valiosa del tazo cuando alejas la parte dolorosa? Comprueba que, inevitablemente, esta también se aleja.

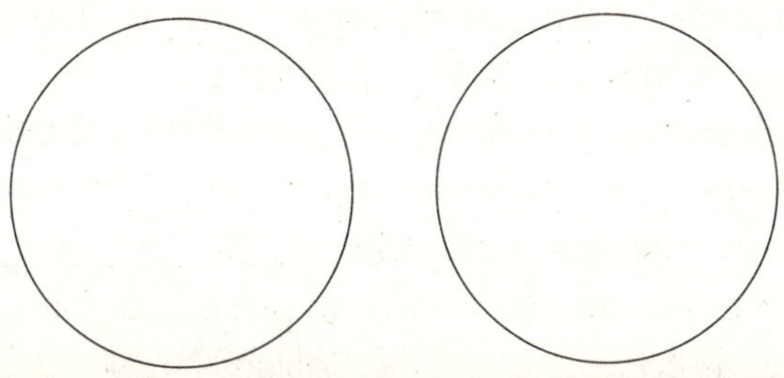

El chihuahua que vive en tu cabeza

Siempre te digo que imagines tus pensamientos como pececitos nadando en una pecera, pero las metáforas son infinitas: tienes que encontrar la que a ti te funcione. Otra forma de fisicalizar tu rumiación es convertirla en un pequeño chihuahua que vive en tu cabeza. Me parece adecuado porque es lindo y adorable, por lo que despierta fragilidad y compasión, a la vez que puede llegar a encarnar el peor mal del planeta Tierra, pues es temperamental, exagerado, nervioso y estridente: el animalito perfecto para representar tu rumiación.

Quiero que escojas un nombre para este entrañable ser, porque ese chihuahua que vive en tu cabeza, a partir de ahora, será la representación de tu rumiación. Imagina cómo va a la pecera a agitar a los peces con sus patitas y sus ladridos.

PRÁCTICA: ¿QUÉ ME LADRA MI CHIHUAHUA?

Completa este texto y léelo en voz alta:

_______________ es el chihuahua que vive en mi cabeza. En ocasiones, siento que lo que ladra, en realidad, lo digo yo, como si nos fusionáramos y fuéramos uno. Pero soy consciente de que no es así. A veces, estamos de acuerdo y, otras, no tanto. En sus mejores días, mi chihuahua me dice cosas como: _______________

En otras ocasiones, se vuelve un poco loco y me llega a decir cosas como:

____

Sobre todo, pierde el control en situaciones como:

____

O cuando entro en contacto con emociones como:

____

Sé que este chihuahua, aunque sea molesto, quiere protegerme. Si viviera en una cueva y tuviera que protegerme de un puma o de un oso hormiguero, sus preocupaciones me servirían, pues siempre estaría alerta y me ayudaría a mantener la atención en sobrevivir: ¡piensa mal y acertarás! Sin embargo, hacer caso de lo que me dice ____________ y hacer mías sus palabras me trae consecuencias como:

____

Sé que no puedo hacer que ____________ se calle. Todos tenemos nuestro propio chihuahua. Gracias a él, también sobrevivo. Sin embargo, hay días en los que me encantaría arrancármelo de la cabeza, la verdad... Pero quizá pueda limitarme a estar por encima de sus ladridos y tratarlo como lo que es: un chihuahua impulsivo al que, poco a poco, iré educando.

Tu chihuahua o tus traviesos pececitos internos no son tú, pero forman parte de la experiencia de quien eres, de existir. La rumiación es una respuesta que se da en ti junto con muchas otras. No se trata de renegar de ella, sino de entenderla y de reconciliarse con ella para que elijas hacer algo que te aporte más. En esta sección, utilizo la figura del chihuahua porque resulta muy eficaz como metáfora, pero puedes usar tu pecera o la metáfora personal con la que quieras encarnar la rumiación. Aprender a abrazar a ese chihuahua desde la compasión y la aceptación va a ser esencial para que vivas en paz con tu propia existencia.

PRÁCTICA: MEDITACIÓN DEL CHIHUAHUA

Esta es una pequeña meditación para que entres en contacto con tu rumiación, que no con su contenido, y le des un significado valioso. En este libro, pese a que hay meditaciones, visualizaciones y ejercicios de atención plena, no nos estamos centrando en entrenar esta habilidad. Si nunca has realizado este tipo de práctica, es posible que te cause cierto rechazo, confusión o angustia por tratar de hacerla bien. El mejor consejo que puedo darte es que te dejes llevar y que no rumies al respecto. Es una práctica sencilla que no exigen de un entrenamiento. ¡Disfruta de la experiencia sin juicios!

Busca un lugar tranquilo y seguro donde puedas sentarte cómodamente. Elige una postura relajada intentando que la espalda esté recta, pero sin hacerte daño; simplemente, sostén tu cuerpo. Mantén el mentón ligeramente inclinado hacia abajo e imagina un hilo de luz saliendo de tu coronilla y enraizándose en el cielo a la vez que sostiene tu columna vertebral. No cruces las extremidades y no intentes mantener una postura superestética.

Vas a echar el ancla al presente utilizando tu respiración. Respirar profundamente tres veces sintiendo cómo tu abdomen y pecho se expanden al inhalar y cómo vuelven a su lugar al exhalar. Nota si hay alguna incomodidad y ajusta tu postura si es necesario.

Siendo consciente de tu respiración natural y sin intentar modificarla, imagina a tu chihuahua frente a ti: visualízalo con todo lujo de detalles. Piensa en un momento de rumiación que hace que este chihuahua se active y empiece a ladrar.

¿Qué cosas ladra? ¿Detectas qué pensamientos aparecen cuando tu animalito interno se agita? Obsérvalos sin juzgarlos y sin intentar cambiarlos.

¿Cuál es el pensamiento que más te duele? ¿Qué es lo que más dolor te causa oír cuando te sumerges en tu rumiación? Coloca la mano en el lugar donde sientes dolor al recibir ese mensaje y permítete expresarlo: «Cuando mi chihuahua me dice esto, es doloroso», «Cuando este pensamiento aparece, me hace mucho daño», etcétera.

Observa ese dolor desde la curiosidad, sin intentar cambiarlo. Sin perder contacto con tu respiración, deja que ese dolor permanezca donde está unos instantes.

Puedes ir moviendo la mano si notas que el dolor se desplaza o si sientes entumecimiento o tensión en algún área de tu cuerpo. Cuando acabes, vuelve a colocarla en el epicentro del dolor.

Fíjate en cómo aparece el dolor cuando tu mente se agita y tu chihuahua ladra ese pensamiento.

Date cuenta de cómo sigues anclándote al presente y observando todo lo que ocurre aquí y ahora, aunque tu chihuahua ladre y sientas dolor.

¿Dónde está el chihuahua? ¿Qué actitud muestra?, ¿está nervioso u hostil? ¿Tiene miedo? ¿Cómo es su postura? ¿Crees que quiere hacerte daño?

Sé consciente de que, a su manera, tu animalito interno lleva toda la vida respondiendo como le enseñaron y como lo programaron para sobrevivir. Fíjate en si está sufriendo o no.

Sabiendo que no puedes apartar tu dolor o evitar que el chihuahua ladre pensamientos que puedan herirte, decides compadecerte de él y alargar la mano para tocarlo. El chihuahua se sorprende de que le prestes atención a él y no a sus ladridos (los pensamientos). Está acostumbrado a atender solo a cualquier peligro que llegue, y jamás pensó que nadie fuera a ofrecerle una caricia o un mimo.

Céntrate en tu chihuahua e ínstalo a acercarse a ti. Tómate tu tiempo imaginando cómo, lentamente, se va aproximando a ti. Mira cómo se sienta y cómo los observan con curiosidad.

De repente, el chihuahua decide saltar a tu regazo. Fíjate en que se siente como tú al tener ese pensamiento. Observa su inquietud. Sin intentar cambiar nada, acarícialo y mímalo. Poco a poco, tu chihuahua deja de estar tembloroso y empieza a sentirse a gusto en tu regazo, por lo que decide apoyarse sobre sus patas traseras y colocar sus patas delanteras sobre tu hombro: te está ofreciendo un abrazo perruno. Decides abrazarlo y notar su calor, respirando con él unos segundos.

Entiende que todos los seres humanos tenemos una mente protectora a la que no comprendemos, una mente que parece desearnos el mal, como un chihuahua asustado que ladra y muerde. Hoy, tú dejaste de luchar contra su existencia, contra sus ladridos, y decidiste abrir un espacio para su amistad. Siente, en ese abrazo, cómo sostienes a ese pequeño ser. Aunque a veces te parezca un San Bernardo, tu mente y toda la rumiación que contiene son del tamaño que un chihuahua. Tú lo sostienes y tú decides cómo alimentarlo.

Antes de finalizar, dile algo a tu chihuahua. Yo te propongo estas palabras, pero puedes usar las que quieras:

> Sé que tienes miedo. Sé que quieres protegerme, aunque a veces parezca que quieras que me tire por un puente. Pero ¿sabes qué?, tú y yo vamos a ir de la mano. Cuando ladres, no voy a tener en cuenta los mensajes de tus ladridos, simplemente voy a darme cuenta de que no estás bien y estaré a tu lado. Vamos a salir de aquí y nos vamos a regalar un momento bonito. ¿Qué queremos?

Puedes quedarte así, sosteniendo a tu chihuahua, el tiempo que necesites. En poco tiempo, verás que se aleja en busca de algún juguete. Respira profundamente tres veces más y, cuando lo sientas, abre los ojos.

11
DANDO ESPACIO A TUS EMOCIONES

Todo lo grande está en medio de la tempestad.

Martin Heidegger

Los pensamientos, por sí mismos, no producen nada. Son las emociones aquello que te impulsa a actuar de una determinada manera, ese bichito que te da una patada en el estómago. Sabes que sientes cosas porque eres capaz de notarlas en tu cuerpo.

Como buenos ninjas de la evitación que somos, intentar luchar contra estas sensaciones y los pensamientos que las acompañan es un plan que solemos desear bastante. Sin embargo, la evitación está condenada al fracaso, tal y como te expliqué con la metáfora de las escondidas. Ahora, me gustaría que volvieras a conectar con esta idea de otor modo (tranquilo, esta vez no tendrás que correr).

LA METÁFORA DEL MUNDO DE LOS ÁRBOLES

Durante esta práctica, quiero que apoyes la espalda en algún lugar (siéntate en una silla, por ejemplo). Imagina un mundo donde todos los seres humanos vivimos conectados, por la espalda, a un frondoso árbol. Estás en un bonito prado (o en la playa, lo que más te guste), desde donde eres capaz de contemplar todo aquello importante para ti. Tómate un momento para situar esas cosas concretas en la escena.

En la copa de tu frondoso árbol, siempre se dan cambios: hay viento, hace frío, llega la primavera, es época de maduración... ¡No puedes controlar lo que le ocurre al árbol! A veces, cuando el viento sopla fuerte, las mismas hojas que en ocasiones te aportan ese fresco que tanto te gusta se desprenden de sus ramas y te tocan: algunas son casi imperceptibles, te acarician y te generan bienestar, otras te hacen cosquillas y te hacen reír, pero otras... otras caen con fuerza y te cortan la ropa y la piel con la precisión de un bisturí o se te meten por la ropa, pican y molestan. «¡Au!», exclamas.

Imagina que miras hacia arriba intentando prever cuándo caerá sobre ti la siguiente hoja dañina. Al mínimo indicio, intentas esquivarla (si llega a caer o no carece de importancia). Al moverte frenéticamente, el árbol se sacude en sintonía contigo, y ya te puedes imaginar el pastel: al zarandearlo, las hojas empiezan a caer en cascada.

¿Cuánto rato hace que no eres consciente del lugar donde te encuentras: ese prado o playa que habías imaginado? ¿Puedes disfrutar de las cosas importantes del lugar mientras intentas prever si va a caer una hoja o tratas de esquivarla en caso de que lo haga? ¿Solo hay sufrimiento cuando caen las hojas o también cuando te enganchas a pensamientos como «De seguro esa se cae», «Va a doler muchísimo» o «No voy a poder esquivarla»?

No puedes evitar que las hojas de tu árbol caigan ni puedes controlar la sensación que te producen. En cambio, puedes dejar que caigan sobre ti y, aparte de focalizar tu atención en lo que sientes, también hacerlo en las restantes cosas que te importan.

Recuerda algo: esa hoja tan dolorosa que cae sobre tu hombro en algún momento se irá. En tu mano está zarandear el árbol o no.

¡Clave!
Las emociones no pueden esquivarse: tarde o temprano, volverán a ti y te explotará en la cara. Cuanto más zarandees el árbol, mayor será la tormenta de hojas.

Entonces, si dejo que las hojas caigan sin preocuparme constantemente por ello, ¿qué hago si me hacen daño?, ¿qué haces con esos peces que portan mensajes terribles y que chapotean en tu pecera? Lo veremos a continuación.

ACEPTAR TUS EMOCIONES

Se habla mucho de aceptar las cosas. Se rumia mucho, mejor dicho, sobre aceptar las cosas. Nos repetimos una y otra vez que aceptamos el dolor o lo que ha pasado, pero ese discurso suele ser de la rumiación. Y, si hay rumiación, hay lucha. Y la lucha mueve la copa de tu árbol y acabas el día en un rebozado de hojas y ni prado, ni vacas, ni playa, ni nada. Porque la aceptación no es teórica, sino práctica.

El ejercicio que te presento a continuación es uno de los más importantes para trabajar la aceptación (y, de forma inevitable, otros procesos asociados, como la defusión o la atención plena). Se basa en la fisicalización, que no es ni más ni menos que el proceso de observar las emociones como simples elementos, dotándolas de características de objetos del mundo físico; pero ten en cuenta que no es una técnica de reducción de las sensaciones.

PRÁCTICA: FISICALIZACIÓN

Este es un ejercicio potente. Si todavía no entraste en contacto con otras más básicas, como «Viaje al interior de mi cuerpo» (página 144), o nunca realizaste prácticas breves de meditación o atención plena, quizá te cueste un poco. Sin embargo, a estas alturas de la lectura, estoy segura de que lo lograrás. ¡Recuerda que la práctica hace al maestro!

Siéntate en un lugar cómodo y apoya la espalda: que la postura sea natural. No cruces las extremidades y deja que reposen en el suelo o en tu regazo. Respira profundamente un par de veces.

Imagina una situación que te genere dolor, un escenario concreto donde pueda aparecer. Cuando lo tengas, quédate ahí unos instantes y visualiza bien el entorno y lo que está ocurriendo. Fíjate en lo que sucede en ti: ¿qué notas? ¿Qué sientes? Limítate a observarlo. ¿Hay alguna parte de ti que quiera modificar algo? Fíjate en si alguna parte de ti quiere luchar contra esa sensación o rechazarla. No hagas nada, solo observa durante unas cuantas respiraciones todo lo que pasa dentro de ti.

No te alejes de ese escenario. Cuéntame: ¿en qué estás? ¿Dónde estás? ¿Qué está pasando justo ahora? Vuelve a conectar con esa sensación que te produce esto que está sucediendo en este momento.

Observa bien esa sensación sin intentar modificarla, solo con ojos curiosos. ¿En qué parte del cuerpo la notas más? Céntrate en esa parte de tu cuerpo sosteniendo esa emoción.

Esa sensación..., ¿te trae algún pensamiento? Obsérvalos sin juicio, no intentes que se vayan, y mándalos a la pecera o usa la técnica que más te haya gustado. Haz esto siempre que aparezcan.

¿Tienes ganas de hacer algo al tener esa sensación? ¿Qué sueles hacer? Solo fíjate en si tienes algún impulso, sin cuestionarte nada más. Haz un par de respiraciones para seguir observando esta sensación.

Ahora, dime: si tuvieras que describirme lo que estás sintiendo, como cuando le explicas al médico o al fisio cómo es el dolor, ¿cómo lo harías? Si esa sensación fuera un objeto o tuviera alguna forma concreta, ¿cómo sería? Tómate unos instantes para moldear esa sensación. Entiendo que suene raro, pero intenta dejar tu juicio a un lado. Cuando lo tengas, limítate a respirar mientras observas bien esa sensación.

Ese objeto o forma que creaste, ¿cómo es? Al tocarlo, ¿qué temperatura tiene?, ¿de qué color es?, ¿cómo resulta al tacto? Si lo golpeáramos levemente con la mano, ¿cómo sonaría?, ¿y con un palo de madera? ¿Dirías que pesa mucho? ¿Se mueve o cambia de algún modo? ¿Huele a algo? Continúa respirando mientras observas esa sensación.

¿Qué pensamientos aparecen cuando está ahí? ¿Qué te dice esa emoción? ¿Te pide que hagas algo? Observa y, tranquilamente, mándalos a la pecera o emplea la técnica que más te haya gustado. Fíjate en qué cosas te pide hacer el cuerpo cuando está presente. Hazlo en cuanto aparezcan pensamientos. Focalízate en tus sensaciones.

Me gustaría que me dijeras qué es más grande, ¿tú o la sensación?, ¿quién ocupa más espacio? Sé consciente de cómo contienes esa sensación dentro de ti.

Ahora, me gustaría que proyectaras esa imagen, esa forma o ese objeto fuera de ti: colócalo frente a ti y observa con detalle. Cuando quieras, elige: izquierda o derecha. Desplaza esa emoción hacia la derecha o hacia la izquierda. ¿Dónde la colocaste?

¿Quién colocó ese objeto ahí? Quiero que te des cuenta de que tú has colocado esa imagen emocional ahí.

Haz un par de respiraciones y dime: ¿la sensación física ha disminuido o ha aumentado? Obsérvala. Y, mientras respiras, fíjate en si oyes algún sonido a tu alrededor. Continúa prestando atención a tu respiración mientras empiezas a percibir tu entorno y vuelves al presente, en tu silla (o donde estés), en este libro quizá... Siente lo que hay a tu alrededor mientras respiras.

Respira profundamente un par de veces más y, cuando te sientas bien como para seguir, abre los ojos.

Puede parecer paradójico, pero, si quieres que esta práctica (y cualquier otra) sea útil, es muy importante que dejes de luchar. No se trata de que tus sensaciones se reduzcan, sino de aceptar que están ahí y que, en algún momento, acabarán yéndose.

Quizá, hoy en día, observar una emoción te parezca algo raro. Es importante que practiques este ejercicio tal y como se expone aquí y evoques la emoción en un momento tranquilo, pues, si la primera vez que pretendes experienciar esto estás en plena explosión y auge emocional, lo más probable es que no seas capaz de realizarlo de forma consciente. Practica cuando la emoción sea sostenible y la sensación física no resulte limitante. Lo que quiero decir es que no te recomiendo esperar a que te encuentres en el meollo de aquellas situaciones que te superan: antes de subirse al trapecio, hay que dibujar una raya en el suelo y practicar ahí. Más adelante, podrás pasar a la acción con emociones más intensas.

La fisicalización es una forma de ponerte en contacto con tus sensaciones y desfusionarte de ellas, como hicimos con los pensamientos. ¿Recuerdas el ejercicio de las escondidas, cuando te pedía que pararas y te dejaras atrapar? Pues es lo que acabas de hacer, literalmente. ¡Déjate tocar por la emoción! Las hojas de tu árbol caerán igual, pero tú no lo zarandearás. Te limitarás a esperar a que caigan sobre ti y serás capaz de observar lo que producen con amabilidad y compasión. No tienes por qué reaccionar desde ese dolor; puedes seguir dedicando tu tiempo a cosas importantes para ti. Se trata de no agitar la copa del árbol, de no alimentar a los peces de tu pecera, de no darle conversación a tu cacatúa interna.

Cuando miras a tus fantasmas a la cara y eres capaz de respirar el mismo aire que ellos, tu árbol se calma tarde o temprano. Pero lo más importante: tu emoción no te domina.

¡Clave!

Las emociones son cosas que te ocurren: no son problemas que debes resolver antes de seguir con tu día. Puedes enojarte, observar ese proceso en ti y tener la libertad de decidir qué quieres hacer al respecto, por ejemplo. Este ejercicio es útil para observar lo que te ocurre.

Cuando fisicalizas tu emoción y la conviertes metafóricamente en un objeto (es decir, en una cosa tangible), es más sencillo que te centres en ella y la separes de los pensamientos que la acompañen. De la misma forma que es más sencillo dar un paso atrás y distanciarse de ella (sacar la cabeza de la pecera) colocándola al mismo nivel que los restantes objetos de una habitación: algo que está allí mientras tú estás aquí. Con los pensamientos, que pueden imaginarse escritos o nadando en una pecera o escribirse en un pósit, también resulta más sencillo trabajar así.

Disfrutar de pasarla mal

La primera vez que mi terapeuta me habló de disfrutar del dolor, me dieron ganas de mandarlo a volar. ¡Suerte que no lo hice! Tardé mucho en comprender a qué se refería: leía estudios sobre el tema, le insistía en cada sesión para entender dónde se encuentra el gustito en sentir esa garra fría que tenía en el pecho, etc. Pensé que hay personas que pagan por ver cine de terror o por ir a un parque de atracciones para sentirse como un calcetín centrifugando, pero la cosa no iba por ahí.

Un día, a raíz de practicar la fisicalización, lo experimenté. Por primera vez, mi dolor no me arrebataba el volante de mis decisiones. Ahí es donde el aprendizaje se vuelve valioso y bonito. No importa que sientas dolor, pues este no va a hacer que dejes de remar hacia donde quieres ir. Tu rumiación ya no va a decidir que no confrontes a tu jefe ni va a castigarte si no lo haces por miedo a un despido. Tu dolor ya no va a poder empujarte, si tú no quieres, a gritar a tus seres queridos cuando te enojas. Vas a poder decidir qué quieres hacer, pese a que tengas que tomar a tu dolor de la mano durante un rato, aunque no sea un compañero agradable o fácil en muchas ocasiones.

¿Llega esto en dos días? Sería muy hipócrita si te dijera que depende de la historia de aprendizaje personal, del contexto particular y todas esas cosas, que por otra parte son ciertas. Sinceramente, más allá de la terapia y de tus objetivos a corto y largo plazo, la aceptación es un cambio interno que puede llevar mucho tiempo si quieres hacerlo de verdad. Con ello, no pretendo desanimarte; al contrario: es un camino bonito destinado a ir mejorando tu vida desde el día uno.

12

DEFINIENDO TU ESTRELLA POLAR

> La visión sin acción es un sueño; la acción sin visión es una pesadilla.
>
> Steven C. Hayes

Cuando le preguntas a alguien por la vida que querría tener, es habitual que te describa una existencia sin ansiedad o dolor. Lo que suele olvidar son, precisamente, aquellas cosas que sí quiere. En este capítulo, hablaremos de los valores fundamentales y guías que orientan la vida de una persona. Es decir, de su estrella polar.

Con un telescopio nunca vas a llegar a las estrellas, pero puedes dirigirte a ellas. De igual modo, jamás vas a llegar a ser un determinado valor, pero puedes apuntar hacia él. Es decir, la gracia está en encontrarse en línea con esos valores. Para mirar por un telescopio, hay que saber lo siguiente:

1. El astro que quieres observar. Es decir, conocer tus valores: ¿qué cosas son importantes para ti?
2. Las coordenadas de dicho astro. Es decir, cómo vas a acercarte a ese valor: ¿qué conductas concretas pueden hacer que tu vida se oriente hacia él?
3. La ubicación de la estrella polar, para tener un punto de referencia. Esto tiene más que ver con el compromiso con esas acciones. Es ese cambio de chip, ese clic mental,

> que ocurre cuando ya te miraste a la cara con tus fantasmas más aterradores. Sabes hacia dónde ir y cómo, y decides que, por mucho que te caigas y golpees, de mirar hacia la estrella polar no te distrae ni el mismísimo Atila en caballo.

En este apartado, nos vamos a centrar en lo primero: tomar conciencia de lo que quieres de verdad; teniendo en cuenta, como dicen todas las abuelas del mundo, que tienes que hacer las cosas por ti, y no por los demás. Sin embargo, a veces, nos sentimos confusos a la hora de decidir qué es lo que nos importa de verdad. Como se trata de una sensación con notas no precisamente placenteras, suele considerarse un problema en la cultura occidental, que huye despavorida del dolor como quien huye de un zorrillo. ¿Y cómo nos gusta aquí responder al dolor? Efectivamente: rumiando y rebozándonos en nuestros pensamientos.

> Hace unos meses que Yuri decidió terminar su relación. Ha conocido a una chica que le gusta mucho, y a ella parece gustarle también. Todo va viento en popa hasta que un travieso pensamiento le susurra al oído: «Oye, ¿no hace muy poco tiempo que estás soltero?, resulta que eres un dependiente emocional de esos».
>
> Así, Yuri acude a terapia a buscar las respuestas a las preguntas que su rumiación le indica: ¿Cómo sé que lo hago porque me gusta? ¿Y si no sé estar solo? ¿Y si realmente no quiero tener pareja?

Nuestra cultura nos insta a decidir qué vamos a hacer en la edad adulta desde la niñez. Los cabos sueltos no nos gustan porque nos han enseñado a que no nos gusten. Sin embargo, es la propia respuesta de rumiación lo que nos acaba sumiendo en un vendaval de pensamientos que no nos dejan ver con claridad. La confusión no es un problema. De hecho, a veces, lo más útil para encontrarse es perderse. Así que, ¿te parece si desempolvamos un poco tu enciclopedia de valores y vemos qué sacamos en claro?

CUANDO LO HAGO POR LOS DEMÁS: REGLAS DE CONDUCTA *PLIANCE*

Nuestras figuras de cuidado nos suelen pedir que hagamos cosas muy concretas desde que somos pequeños: «Recoge», «Di hola a tus tíos», «Eso no se tira al suelo», «No vuelvas a pintar un arbolito en la pared blanca con las crayolas», «Lávate los dientes», «Cántame una canción», «Cómete el brócoli», etcétera.

En mi caso, si me hubieran dado un euro cada vez que me dijeron «Recoge tu habitación» durante mi niñez, ahora estaría jugando a la brisca con Bill Gates y el gato de Karl Lagerfeld. No suele ser habitual que, siendo pequeños, nos interesen las bondades de tener la casa recogida ni cómo va a impactar eso en nuestra vida el famoso día de mañana. Que obedeciéramos dependía más de la reacción de nuestro entorno. En mi caso, o recogía la habitación, o la cosa se ponía tensa.

Trasladado a la psicología, esto es lo que se conoce como «reglas *pliance*»: aquellas que seguimos porque recibimos un refuerzo externo. Es decir, que hacemos lo que nos piden o lo que nos han enseñado para que nos den un premio o para evitar un castigo, o no lo hacemos porque nos gusta el impacto que eso genera en los demás: molestar a padres o hermanos, rebelarse contra un profesor...

Las reglas *pliance* son importantes para nuestro correcto desarrollo: imagínate que tuvieras que explicarle a un niño de dos años la razón por la cual no puede meter un dedo mojado en un enchufe para que no lo hiciera, o pretender que le importe un pimiento que dentro de cuarenta años no tenga dientes si no se los lava. De hecho, cuando estas reglas no funcionan, nos inventamos historias: «¡O lo haces o viene el coco!», «¡Le diré a Santa Claus y te quedarás sin regalos!» «¡Uy, cuando el ratón de los dientes te vea ese diente!», «Mamá se va a poner triste si vuelves a decir una palabrota», etc. Sin ir más lejos, cuando una servidora se negaba a salir de la bañera, mi madre aprovechaba el sonido del desagüe para subrayar la existencia del bicho que salía a comprobar que ya no había nadie usurpando su bañera.

CUANDO LO HAGO POR MÍ: REGLAS DE CONDUCTA *TRACKING*

Encontrar el placer, el amor o la virtud en aquello que hacemos es una asignatura obligatoria para definir nuestros valores, que son los astros celestes que queremos contemplar. A diferencia del *pliance*, el *tracking* gobierna nuestra conducta mediante el refuerzo que obtenemos de manera natural al realizar ciertas acciones, y no en función de una regla que nos dice otra persona.

Siguiendo con el ejemplo de limpiar la habitación, al hacerlo, quizá me empiezo a dar cuenta de lo que me encanta tenerla reluciente, de lo bien que huele el producto de limpieza o de cómo brilla el suelo. Es decir, las consecuencias naturales de limpiar me motivan y disfruto de la actividad.

¿Por qué crees que es tan importante encontrar el gustito por lo que haces independientemente del resultado o de la opinión de los demás? Te invito a que lo reflexiones unos instantes antes de seguir leyendo.

Séneca, una de las personas que más le daban al coco en la antigüedad, le dio fácil y rápida respuesta: hacer lo que consideras correcto o importante no siempre lleva aparejada una sensación de gustito inmediato. A veces, para disfrutar después, hay que frustrarse un poquito hoy.

Imagina que ser una gran pianista es importante para ti. Por mucho que disfrutes intrínsecamente de tocar el piano o, incluso, de imaginar que lo tocas en una gran sala de conciertos, lo cierto es que habrá días en los que el piano se te atraviese en la garganta como un trozo de pescado seco, las clases de solfeo te parezcan infumables o la pieza que tocas te resulte frustrante. Sin embargo, si eres capaz de conectar con el placer a largo plazo que obtendrás si hoy practicas, será más sencillo que empieces. ¡Serás capaz de conectar con sensaciones desagradables por un fin valioso! Y lo mejor de todo: pones el foco en ti, en lo que sientes cuando haces algo, y no en el resto.

Acción	**Motivación *pliance* (foco en los demás)**	**Motivación *tracking* (foco en mí)**	**Valores implicados (podrían ser otros)**
Poner una lavadora	Felicitación de mi pareja	Tener la ropa limpia	Autonomía Cuidado (¿poner la lavadora es importante para marcarme un punto con mi pareja o porque soy un adulto que lava su ropa?)
Proponer dónde ir de viaje a un grupo de amigos	Acertar para que todo el mundo esté a gusto	Ir a un lugar donde a mí me gustaría ir, que propongo a ver si a los demás también se les antoja	Amistad Confianza Aventura/ diversión Conocimiento
Escoger *outfit* para una fiesta	Vestirme para respetar el *dress code* de la fiesta o, simplemente, para ir acorde con mi grupo	Llevar prendas con las que me siento bien	Belleza Creatividad Autonomía Comodidad

Acción	Motivación *pliance* (foco en los demás)	Motivación *tracking* (foco en mí)	Valores implicados (podrían ser otros)
No robar papas fritas del plato a mi hermano	Evitar el regaño de mis padres	No fastidiar a mi hermano, a quien quiero mucho	Respeto Confianza Equilibrio

¿PARA QUIÉN VIVES?

¿Cuánto dirías que vives poniendo el foco en ti? Es fácil desviar este foco hacia el exterior; nuestra cultura y aprendizaje suman puntos para que así sea. Igual que sucede con el hecho de responder al dolor comiéndote la cabeza, puedes convertir tu vida en una discoteca llena de focos de colores sin que ninguno apunte hacia ti.

> Judit iba mucho al gimnasio: decía que el deporte era muy importante en su vida. Un día, empezó a salir con un compañero de clase y, tras afianzar la relación, lo más parecido al deporte que hacía era correr para no perder el autobús. Un día, la relación finalizó y Judit se sintió muy rechazada. Le dio muchísimas vueltas al asunto. Algunos de los pensamientos más recurrentes en su pecera de rumiación tenían que ver con la valoración que hacía sobre su físico: «Dejaste de ir al gimnasio y ya no eres tan interesante ni estás en tan buena forma». La forma que tuvo de resarcirse fue volver a hacer deporte para intentar acallar sus pensamientos más dolorosos. Sin embargo, pese a que Judit llevaba por bandera que el deporte era importante y que había aprendido que ayudaba en las rupturas, la razón real por la cual hacía deporte tenía más que ver con evitar el dolor y lo que creía que iba a suscitar en los demás.

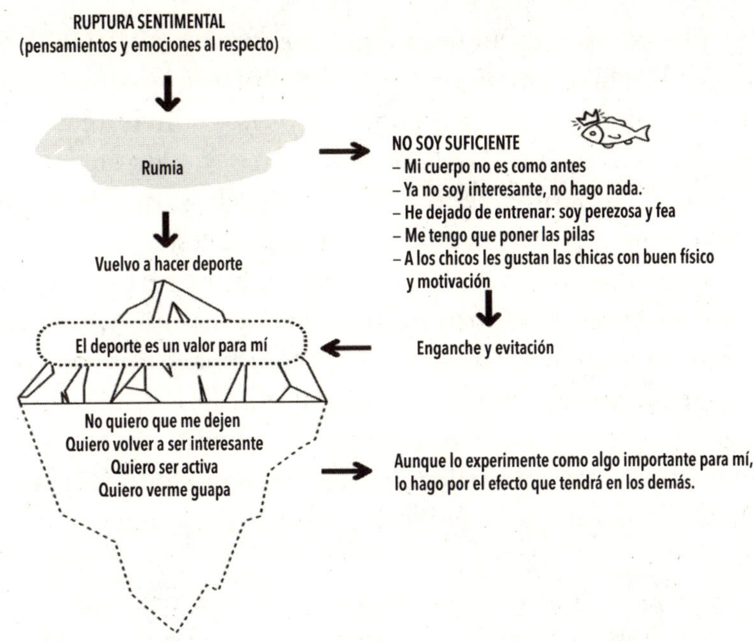

¿Quiere decir esto que hacer las cosas por el refuerzo externo está mal? No tiene por qué. Siempre pregúntate: ¿es esto que hago limitante para mí? ¿Me aleja de mi vida ideal a largo plazo?

En el caso de Judit, ella vuelve a hacer deporte bajo la premisa «El deporte es importante para mí»; y lo es, ya que es como consigue evitar esos pensamientos tan dolorosos. Sin embargo, la función evitativa que tiene el deporte en su vida, encarado a ganarse la aprobación de los demás, hace que su relación con este sea limitante.

Quizá Judit podría centrarse en qué siente al hacer deporte, cuál le gusta y cuál no, qué gana a corto, mediano y largo plazo con él, etc. Tal vez descubra que el deporte es maravilloso de por sí, sin que dependa de si tiene pareja o no o, en cambio, que ir al gimnasio es muy aburrido y no quiera volver a pisar uno jamás. ¡Cada persona es distinta! Recuerda siempre que tú protagonizas tu vida.

Hacer las cosas por obtener un refuerzo externo no tiene por qué ser limitante siempre. Sin embargo, no ser capaces de hacerlas colocando el foco en nosotros nos convierte en dependientes de la opinión de otras personas. Como verás, esto nos deja totalmente a merced de los demás: si nos premian, todo está bien, pero, en caso contrario, el malestar está servido y los pececitos, listos para chapotear en bucle. Es un malestar que solemos atribuirnos o bien a nosotros mismos («Mis amigos no me han hecho una fiesta de cumple sorpresa como el año pasado, ¿qué habré hecho mal este año?»), o bien a la injusticia que supone el resultado («¿Cómo no me van a hacer una fiesta sorpresa si llevo todo el año haciendo los planes que ellos quieren y adaptándome? ¡Es lo mínimo que pueden hacer!»).

Sé que, socialmente, puedes tener una idea de lo que crees que es valioso. Quizá hayas aprendido que tener un cuerpo trabajado y esculpido por horas de gimnasio es algo que se valora, o hayas visto en tu entorno que ser amable, inteligente, tener muchos amigos, un trabajo exitoso o seguidores en redes son cualidades aplaudidas y reconocidas. Pero debes olvidarte del foco externo: lo que importa en realidad es aquello por lo que tú querrías que te reconociesen o recordaran. Aunque sepas, por ejemplo, que en tu entorno ser maternal/paternal se valora, eso no quiere decir que sea una cualidad valiosa para ti.

En las próximas páginas, voy a proponerte algunas prácticas que espero que te resulten útiles para conectar con aquellas cosas importantes para ti.

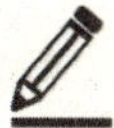

PRÁCTICA: PREMIO A LA PERSONA DEL AÑO

¡Enhorabuena! Ganaste un premio por ser una persona maravillosa. Con este premio, todos van a recordarte por tus cualidades, incluso quienes te conozcan a partir de ahora. Este premio es una increíble taza de desayuno donde aparecen todas ellas escritas. Pero… ¿qué cualidades son? Si tuvieras que elegir aquello que te gustaría que te reconocieran, ¿qué sería? Intenta que las cualidades que graben en tu taza de verdad sean valiosas para ti:

EN RECONOCIMIENTO A UNA PERSONA
QUE VIVÍA PARA...
¡Escribe tus valores aquí!

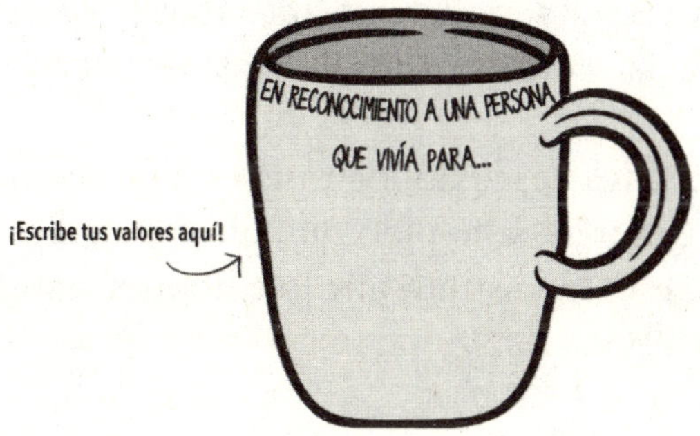

Para ayudarte a reflexionar sobre ello, aquí enumero unos cuantos valores de forma aleatoria: honestidad, sinceridad, lealtad, sororidad, empatía, profesionalidad, compromiso, compasión, aceptación, diversión, ocio, fama, arte, solidaridad, humor, creatividad, estabilidad, aventura, maternidad, belleza, amor, aprendizaje, familia, amistad, apoyo, bondad, equipo, autonomía, libertad, cuidado, salud, austeridad, comodidad, bondad, comunicación, sororidad, éxito…

Una vez que hayas escrito los valores importantes para ti, te invito a reflexionar sobre lo siguiente:

- ¿Cuánto se parece tu vida a lo que pone en tu taza?
- Si tu mente fuera esa taza, ¿cuánto espacio ocuparía el tiempo y la intensidad con la que rumias?
- ¿De quién dependen tus acciones?
- ¿Qué cosas concretas haces para que tu vida se parezca a lo que está escrito en la taza?
- ¿Qué cosas has dejado de hacer o te gustaría dejar de hacer porque no te acercan a los valores de tu taza?
- ¿Qué cosas funcionan y te hacen sentir que mereces esa taza?
- ¿Qué situaciones, emociones, pensamientos y sensaciones te suponen un reto mayor para construir una vida acorde con los valores de tu taza?

La perspectiva desde donde mira es importantísima, desde luego. Por ejemplo, si te pido que pienses cómo sería un día ideal para ti, es muy distinto que lo enfoques según tus valores que según tu evitación.

a) «Mi día empezaría levantándome a las siete y me prepararía un desayuno increíble con aguacate, pan tostado, café... Me rodearían mis mascotas y pondría la música a todo volumen mientras escucho *Dancing in the moonlight*...». Esto sí es describir una vida que quiero tener.
b) «Mi día empezaría sin ansiedad y no tendría que aguantar el desorden de mis *roomies*. No tendría que ver al idiota de mi jefe y no me sentiría tan mal conmigo físicamente. Tendría amigos y así no me sentiría tan sola». Esto no es describir una vida que quiera tener.

La clave que distingue estas dos perspectivas se encuentra en los valores, que dependen enteramente de ti. En el primer caso, algo valioso sería la libertad de tener mascotas y el cariño que recibo de ellas. Por ello, te invito a reflexionar sobre cómo sería tu vida si aceptaras la presencia de las sensaciones y los pensamientos que aparecen en tu mente, sin alimentarlos, y te centraras en perseguir tu estrella polar.

PRÁCTICA: CLARIFICANDO VALORES

¿Recuerdas el ejercicio de los tazos del capítulo 10? En este caso, partiremos de la misma base, pero iremos más allá.

Imagina que tienes nueve tazos a tu disposición para cumplimentarlos con las áreas que tú quieras (te propongo algunas, pero siéntete libre de añadir otras o cambiarlas). Si es un área que te produce rumiación hoy en día, mucho mejor.

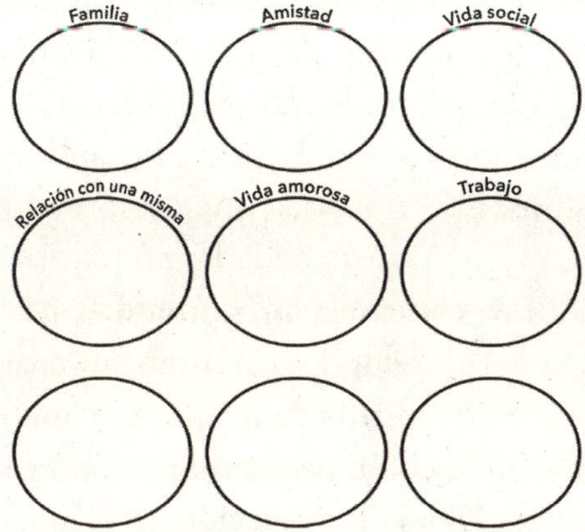

En la cara A, escribe las cosas más dolorosas que tus pececitos te dicen sobre esta área cuando sobrepiensas. Es necesario que sean cosas concretas.

En la cara B, escribe los valores asociados a esa área. Te ayudo con estas preguntas: ¿por qué duele ese mensaje? ¿Qué es valioso para ti? ¿Qué te hace feliz? ¿Qué pececito crees que es el mandamás?, ponle una pequeña corona para tenerlo fichado. Recuerda lo que ocurre cuando intentas alejar la parte dolorosa.

El tesoro que se esconde en esas áreas se encuentra entre los escombros de aquello que te duele: cuanto más profundices y te metas en el barro, más fácil te resultará encontrarlo.

A estas alturas, sabes muy bien que ambas caras del tazo forman parte de la misma realidad. Existen las dos, lo quieras o no. Solo tú decides desde dónde quieres actuar...

¿Qué ocurre cuando quieres apartar todo aquello que molesta o duele? Si alargaras el brazo hacia la derecha y giraras la cabeza hacia la izquierda, el tazo quedaría fuera de tu campo de visión. Dejarías de ver el dolor, pero... también dejarías de ver la parte valiosa. Y sería todavía más complicado, en esa posición, hacer cualquier actividad: seguir leyendo este libro, hacerte un café..., cosa que demuestra físicamente cómo es vivir tu día a día evitando las sensaciones desagradables. ¿Cuánto tiempo podrías seguir así? ¿Te gustaría sentirte así durante un año más?

Francina y Carlos son patinadores profesionales. El patinaje artístico lo es todo para ellos. En el último entrenamiento, Carlos cometió un error técnico y Francina se lesionó la rodilla: no podrán competir en el campeonato más importante de Europa. Francina vive su dolor con aceptación: le da mucha ira no poder asistir y, además, su lesión es dolorosa, pero decide que eso no es incompatible con disfrutar del campeonato de alguna manera. Sabe que disfrutar del patinaje conlleva el riesgo de lesionarse: abrazar ese riesgo es lo que le permite, en otras ocasiones, disfrutar a tope.

Carlos, sin embargo, quiere evitar la sensación de culpa, así que decide que no quiere ver el campeonato, ni tampoco a Francina si no es para ayudarla en todo lo que necesite: continuamente le pregunta si se siente mejor. Se obsesiona cada día y se tortura repasando su técnica, maldiciéndose por haberse equivocado. Fíjate en cómo Carlos, intentando alejar su dolor, aleja irremediablemente aquello que tiene valor para él, al mismo tiempo que el propio acto de evitar lo va sumiendo en una espiral de tristeza y frustración.

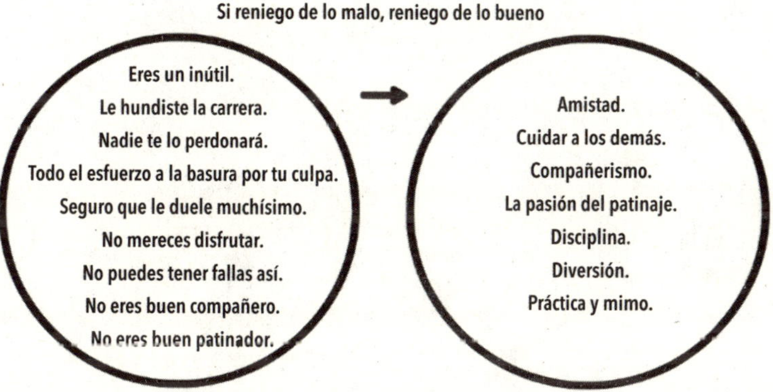

¿Has conectado con aspectos importantes para ti gracias a los ejercicios anteriores? Esa es su única finalidad: clarificar valores. Así, podrás dibujar tus constelaciones, que son ni más ni menos los patrones de comportamientos que forman la base de tu identidad personal deseada en un área determinada.

Este es el momento que estábamos esperando: ¡dibujar el cielo por el que nos vamos a guiar con nuestro telescopio! Yo suelo utilizar la constelación de Orión porque, además de ser mi preferida, tiene bastantes estrellas a las que nombrar, pero puedes elegir la que quieras, e incluso inventártela. Libertad absoluta: tu cielo, tus reglas.

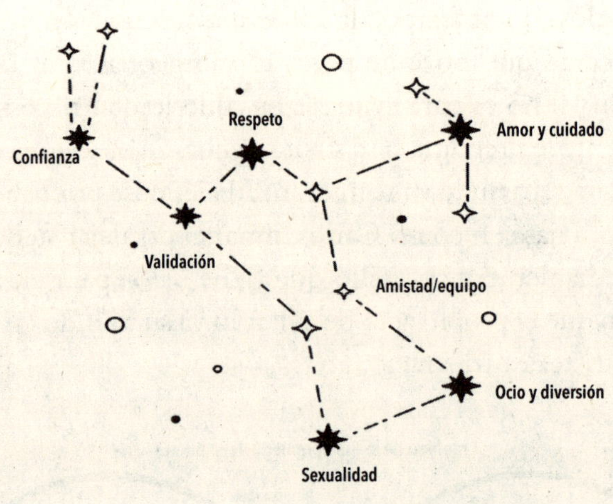

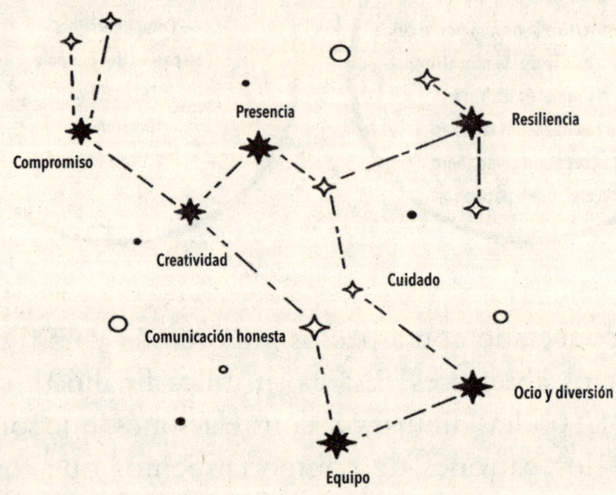

LA VIDA ES UN LABERINTO

Por mucho que los seres humanos tengamos planes, objetivos o metas, lo cierto es que nadie sabe lo que le depara a la vuelta de la esquina. La vida es un laberinto por el que solo podemos guiarnos por la intuición, la lógica (que ya sabemos que está sujeta al lenguaje y puede patinar) y, por encima de todo, la experiencia y el aprendizaje. Para salir del laberinto, hay que ponerse la mochila, tomar aire y recorrerlo. No queda otra. Hay partes del laberinto que abren puertas a sensaciones maravillosas, y otras no tanto. Sin embargo, en todos los laberintos existe algo valioso que podemos alcanzar.

Dani y Carmen afrontan un momento difícil. Tras haber perdido sus respectivos trabajos, deciden que quieren abrir su propia tienda de joyas *online*. Cuando comienzan, tras los primeros pasos, el malestar empieza a abrirse camino. Cada vez que aparece un comentario negativo en redes, un problema con algún pedido o cualquier otro contratiempo, ambos se sumergen en una espiral de rumiación y preocupación: «Qué horror esto de emprender», se dice él; «Resulta que a todo el mundo le ha dado por diseñar joyas. ¿Qué tienen de especial las nuestras?», se dice ella.

Pero transitar por ese malestar es, precisamente, lo que necesitan para avanzar.

13
PASANDO A LA ACCIÓN

> El valor es la más importante de todas las virtudes, porque sin coraje, no puedes practicar ninguna otra virtud de forma consistente.
>
> Maya Angelou

La acción es lo que hace posible que la magia ocurra. Esa acción dirigida, con significado, que, pese a que parezca pequeña, me orienta hacia mis estrellas polares. La filósofa Victoria Camps lo apunta muy bien en una de sus obras: la ética, la felicidad, el dolor... no son teóricas; intentar vivir acorde con tus valores es una práctica.

Asociar acciones a valores puede ayudarte a clarificar lo que quieres hacer en momentos en que las emociones son muy intensas, al mismo tiempo que entras en contacto con tu particular manera de entender ese valor y experimentarlo. Las acciones tienen que dirigirse a honrar ese valor: orienta tu telescopio hacia él.

Entiendo que todavía aparezcan pensamientos como «No sirve de nada» o «No voy a poder», pero te animo a seguir: ¡ya llegaste casi al final! Recuerda que la defusión es una práctica continua.

PRÁCTICA: ¡A DIRIGIR EL TELESCOPIO!

¿Recuerdas tus constelaciones de valores? Rescátalas de entre tus papeles, porque llegó el momento de asociar acciones concretas a esas constelaciones.

Te pongo un ejemplo concreto en una constelación de valores de pareja:

Comentarle cuando siento que no está siendo honesto.
Decir la verdad cuando es necesario.
Bañarnos juntos.
No intentar que cada día sea una cita inolvidable.
CONFIANZA
LIBERTAD
Cuando escoja algo que no me parece bien, comentar mi malestar sin exigir.
Aceptar que no siempre quiere mi ayuda.
Alegrarme de que se vaya de vacaciones con una amistad porque yo tengo que trabajar.
COMPRENSIÓN
Escuchar con empatía.
Evitar expresiones como «lo hiciste porque no me quieres».
Acompañar en el error y olvidar el «te lo dije».
DIVERSIÓN
Priorizar momentos en vez de esperar a «hacer hueco».
Hacer una reserva, proponer planes.
No engancharme en las discusiones.
APOYO
Invitarle a abandonar un trabajo que le hace infeliz.
No cuestionar sus emociones.
Ir a un concierto que me da igual y darlo todo.
EQUIPO
Construir en las discusiones en vez de atacar.
No tomarme sus emociones como un ataque.
Organizarnos las tareas.
SEXUALIDAD
No presionarle.
Seducir en vez de exigir.
Hablar de sexualidad.

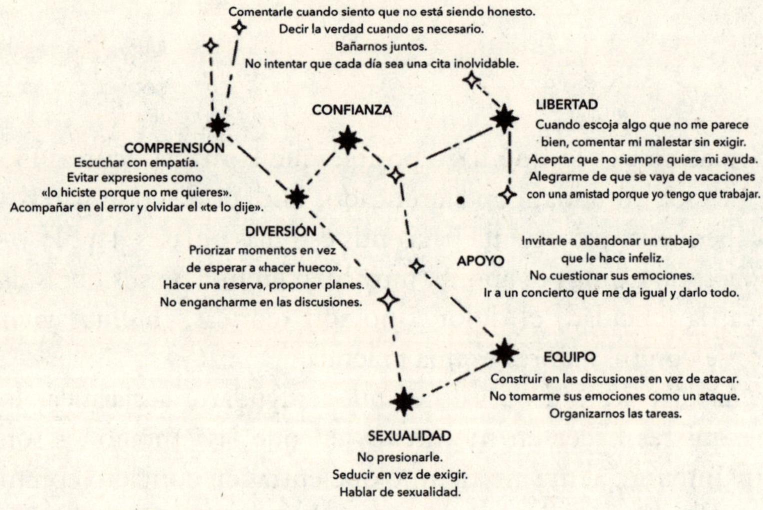

¿Todo listo para remar hacia donde quieres ir? Cuando veíamos las consecuencias de la rumiación limitante en el capítulo 4, te hablé sobre la vida carente de compromiso. Para comprometerte con tu vida, primero tienes que saber hacia dónde quieres ir, aunque, a veces, se tarda menos en detectar hacia dónde no quieres. Por eso, te he instado a que clarifiques tus valores primero. Las acciones comprometidas no tienen por qué generar grandes resultados; de hecho, pueden no generar ninguno o que este sea desfavorable. Si para ti la honestidad es crucial en tu relación de pareja y cometiste una traición, la propia acción honesta (confesarla) puede llevar a la ruptura.

TUS EMOCIONES NO JUSTIFICAN TU CONDUCTA

Imagina que en un restaurante hay una mesa con niños pequeños. Uno de ellos, que ya se hartó de jugar a doblar una servilleta en cuadraditos durante la última hora, se empieza a frustrar y emite un estridente gruñido acompañado de un «¡Ufff! ¡Me aburro!», a lo que uno de sus padres responde: «No te enojes, ¿eh? Ya nos vamos, tranquilo... Pero ¡pórtate bien!».

Otro niño, aún metido en su carrito, presencia la escena, tira su chupón al suelo y se pone a llorar, a lo que la otra figura cuidadora responde: «¡No te pongas triste tú ahora! ¡Con lo bien que te estabas portando! Vamos, bonito, no llores. Toma tu chupón».

Si esto se repite de forma que se genere un aprendizaje, ¡ya tenemos la receta del pastel evitativo casi lista! Y es que, sin que sea la intención, se está enseñando a los niños a relacionar el enojo o la tristeza con una serie de conductas (en este caso, gritar o arrojar algo al suelo), cuando lo que representa un problema no es la emoción, sino cómo se responde a ella. «No te enojes» es una instrucción que poco tiene que ver con «¡No se tiran cosas al suelo!» o «En esta familia no gritamos».

De tal manera, si uno de mis valores esenciales es, por ejemplo, ser una buena pareja y he aprendido que tengo poca paciencia cuando me enojo o que soy una persona muy maniática y me agobio enseguida o que soy muy celosa, puede parecerme muy lógico que mi acción comprometida en el camino para dirigirme a ese valor que tanto me importa tenga que ver con no enojarme, no agobiarme, no sentir celos... En definitiva, con volver al patrón inflexible y querer luchar contra emociones o pensamientos: que tú no decides ni mucho menos controlas. Así, volvería a la casilla de salida: buscando la evitación experiencial, me metería de nuevo en la pecera de cabeza.

Recuerda que no eres lo que piensas, lo que sientes ni lo que llevas haciendo durante años. Tú eliges cómo actuar. Incluso aunque no lo creas.

Tus emociones o pensamientos no son el problema, sino cómo te relacionas con ellos.

LAS ESTRELLAS SIGUEN AHÍ AUNQUE NO LAS VEAS: ¡DESVIARSE ESTÁ PERMITIDO!

Llevo muchas páginas dándote lata con el engorro que supone fusionarte con tus pensamientos y tus sensaciones. Pero somos humanos y cometemos errores. Con toda probabilidad, vas a desviarte del camino, y tienes derecho a ello: la vida es así.

Al final, los valores se construyen verbalmente y se van revistiendo de aquellas conductas que crees que te acercan a ellos. Ten siempre en cuenta que se trata de construir una vida bonita y significativa para ti, no una en la que aprendes a hacer las cosas bien y, si no están perfectamente dirigidas a tus valores, todo es terrible y está mal.

La estrella polar sirve para buscarla en la penumbra y recuperar el rumbo. No te flageles: ten compasión por ti. Recuerda que, a veces, encontramos lo que queremos tras entrar en contacto con aquello que no queremos y que lo que hacemos relata nuestra historia: eres quien eres gracias a lo bueno y malo que te ha ocurrido. Como diría Ortega y Gasset, tú eres tú y tus circunstancias.

TU PROPIO MANUAL DE INSTRUCCIONES: EL EJE DE ELECCIÓN

Al ser los valores conceptos abstractos, es importante no solo definir qué acciones concretas te alinean con ellos, sino su función y su contexto. Así pues, vamos a calibrar tu telescopio. Lo haremos mediante el eje de elección de Steven Hayes, un ejercicio propuesto dentro de la terapia de aceptación y compromiso (ACT) que ayuda a tomar conciencia para actuar de acuerdo con los valores personales, promoviendo así la toma de decisiones alineadas con los principios fundamentales propios.

Por ejemplo, si la confianza es un valor indispensable para ti en tus relaciones interpersonales, te preguntaría: ¿qué cosas concretas tienen que pasar para que sientas que una relación está alineada con la confianza? El eje de elección puede ayudarte a tener una visión más clara de si esa acción concreta se alinea con aquello que te importa en ese momento. En otras palabras, si esa acción calibra tu telescopio hacia esas estrellas valiosas.

Si me cuentas que la sinceridad es importante para ti y yo te pregunto que de qué formas estarías teniendo una actitud sincera, es probable que una de tus respuestas sea que eres una persona sincera cuando dices la verdad. Sin embargo, imagina que un niño de ocho años te pregunta si Santa Claus es quien deja los regalos bajo el árbol. Tú y yo sabemos que eso no es así, que Santa Claus ya está viejo para tanta acción, pero... ¿se lo dirías al niño? Tal vez sí y tal vez no.

Ahora viene la pregunta: en caso negativo, ¿dirías que la sinceridad sigue siendo un valor para ti? Por supuesto que sí.

Recuerda que el contexto siempre es importante y que, en ocasiones, tenemos que priorizar aquello más importante para nosotros en ese momento.

El eje de elección consiste en dos líneas que parten del mismo punto y siguen caminos opuestos. En el vértice que forman esas líneas es donde te planteas la situación concreta: ¿qué está pasando? También puedes escribir emociones, sensaciones o pensamientos que tengas. Desde el vértice, ascendiendo en línea recta, entre ambas flechas, puedes escribir los valores que te interesan de esa constelación. Finalmente, piensa en acciones concretas y escríbelas siguiendo la dirección de las flechas según consideres que te acercan a esos valores o te alejan. Eres tú quien decide si esas acciones calibran tu telescopio y te permiten alinearte con aquello que le da valor y sentido a tu vida.

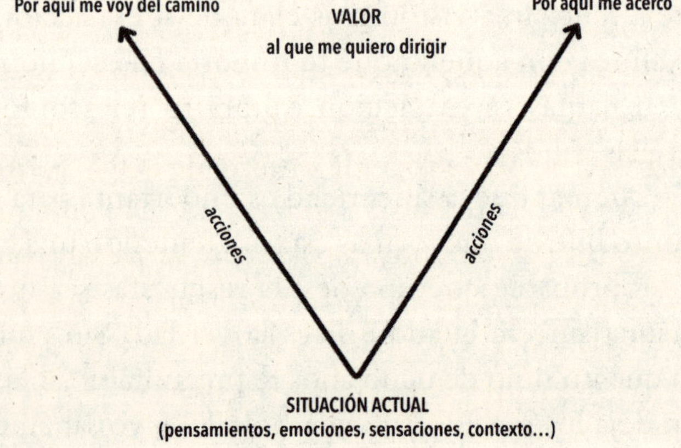

Por aquí me voy del camino
Por aquí me acerco
SER UNA BUENA ABOGADA
Rumiar y perder la tarde.
Engancharme a «debería haber empezado antes»
o «ya no me da tiempo».
Ponerme a estudiar.
Trabajar ejercicios para focalizar mi atención.
Ponerle humor y hacer de mi entorno de estudio un lugar agradable.
Tengo exámenes finales
y aún no he empezado a estudiar.

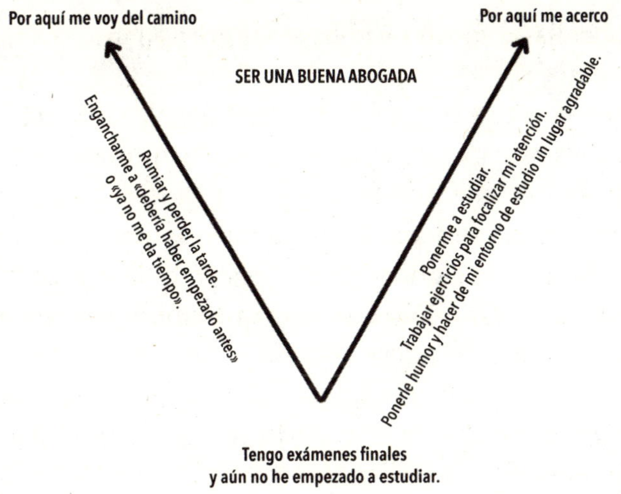

TODO ES MEJOR CON SENTIDO DEL HUMOR

En este apartado, voy a abrirte un poco más mi corazón para hacer este texto un poco más personal, pero también porque creo que hablar del sentido del humor en un mal momento sin remangarse y meterse en el lodo no sería genuino. Al menos, así lo vivo yo.

Mi gato *Sami Dorow* murió en el año 2023 en mis brazos tras veinte años a mi lado. Quizá te preguntas por qué suelto una bomba así en un capítulo dedicado al sentido del humor: no tardarás en comprenderlo. La muerte de mi gato fue dura a la vez que reveladora: creció con la gran suerte y gran desgracia de no conocer la muerte de cerca. Siempre se me edulcoró el evento en sí: *Superpez*, un *goldenfish* que cuidé durante un par de años, al parecer, se las ingenió para volver él solito al mar, insólita a la par que inconsciente hazaña, dado que el pobre pez era de agua dulce. Otras mascotas y algún que otro familiar decidieron irse de vacaciones para siempre a un hotel llamado El Cielo; debía de ser un cinco estrellas con un bufé libre impresionante, ya que aún no han vuelto.

Es algo que tendemos a hacer: endulzar la vida de los niños y no tan niños para protegerlos. Los instruimos en el arte de evitar (para que no sufran) e hiperreflexionar (para que encuentren nuevas formas de evitación). Cuando evitamos el dolor o privamos a alguien de él, lo estamos despojando de un trocito de vida. Y no solo eso, sino que también contribuimos a que sea una persona dependiente de sus circunstancias: si el dolor es el coco y hay que huir de él, va a ser complicado que, durante la primera década de vida, los niños aprendan a responder a él de forma valiosa.

Además, los contextos donde hay dolor están plagados de reglas verbales muy rígidas: es un campo de minas. Yo misma me vi preguntándoles a tres personas qué debería ponerme para un funeral con el fin de acallar mi rumiación, que gritaba en mi oído «No tengo nada negro, pero ¿eso no es muy del siglo pasado? Resulta que voy a ser la única que va de negro y llamaré la atención. ¡Bua! Pero cuánta ropa blanca tengo, ¿no? Bien decía mi madre: que hay que tener básicos para todo. ¿Y azul marino?, que es así oscuro, aunque tampoco es negro...». Dejarme llevar por el miedo a quedar mal y a ser rechazada (mira el pez gordo cómo asoma su colita) me desconectó de mi estrella polar, de mi valor: estar al lado de mis seres queridos.

Si el dolor se nos hace bola, la muerte y la enfermedad suelen ser dos piezas negras que no queremos integrar en nuestro rompecabezas. Sin embargo, minutos después de perder a mi querido gato, empecé a morirme, pero de risa. Y, no, no fue una risa nerviosa validada y medio justificada culturalmente. Fue una risa colectiva que yo misma provoqué al gastar una broma involuntariamente. Justo después de que *Dorow* durmiera para siempre, fui al encuentro de mi familia y amigos, que esperaban compungidos en la sala de espera. Una de las amigas de mi madre, que no sabía muy bien cómo distraernos ni distraerse del dolor, me preguntó:

—¿Cómo está tu abuela?

A lo que yo, para hacer alusión a que la buena mujer está mayor y prácticamente no se mueve, respondí metafóricamente:

—Pues bien... Parece la aspiradora automática: se enciende, sale de la habitación, da un par de vueltas sobre sí misma, se le acaba la pila y vuelve a su sitio. ¡Bip-bip!

Antes de acabar la frase, en mi pecera ya se había armado un alboroto: «Pero ¿cómo dices esto AHORA? ¡Que se acaba de morir tu mascota y tu madre está destrozada! ¡Pobre yaya! ¡Cómo la vas a comparar con un aspirador a la pobre nonagenaria!». Sin embargo, en aquel momento, toda la sala de espera empezó a reír (incluida mi madre, que, efectivamente, estaba destrozada por la pérdida de *Dorow*). Fue una risa genuina en la que había espacio para el dolor. No fue un intento de distanciar el dolor ni de apartarlo; fue una frase que se acogió con sentido del humor e incondicionalidad (que, menos mal, también te digo).

Como ves, los valores trascienden las normas y reglas verbales rígidas impuestas culturalmente. El sentido del humor hace que el peso sea más liviano, cortocircuita el efecto del lenguaje. También puede encontrarse en tus acciones comprometidas en línea con distintos valores (como la autonomía, la resiliencia, la amistad, la familia...) y, por supuesto, puede representar un valor en sí mismo.

Porque la vida sigue, sea cual sea tu respuesta ante el dolor. Y el sentido del humor es un compañero de viaje más útil y más sanador que la rumiación. De hecho, como ya habrás comprobado con algunos ejercicios del libro, puede ser la clave para sacar tu cabeza de la pecera.

Y es que el sentido de la vida se nos escurre en la hiperreflexión y en la lucha por entender todo lo que ocurre y darle sentido. Queremos que las cosas sean como tienen que ser y que solo ocurran esas cosas que deberían ocurrir. Si la vida de por sí es absurda, imagínate cuán absurda se torna si intentas que quepa en una faja que no es que le quede pequeña, es que no dibuja ni por asomo su figura. La vida no obedece a reglas ni al sentido común; de hecho, es un concepto demasiado amplio como para decir nada sobre ella.

Dejar de tomarse todo tan en serio implica aceptar que, por mucho que te des cabezazos contra la pared, las cosas no siempre van a tener un sentido ni van a ocurrir como nos han enseñado que deberían.

Si pretendes lo contrario, el mejor consejo que puedo darte es que bajes de esa nube antes de que empiece a llover y te estampes contra el suelo. La vida puede llegar a imponerse trágica y salvaje. Nos obcecamos en tomarnos en serio nimiedades que nos alejan de lo que realmente importa: recuerda que nada es eterno.

Podemos aprender a disfrutar de una vida significativa cuando la dirigimos a aquello que nos hace vibrar (nuestros valores). Cuando te diriges a tu estrella polar, te rebelas ante la absurdez. Conocer tus valores y definirlos, reconciliarte con tu respuesta de rumiación..., todo esto lleva tiempo y forma parte del camino. ¡Disfruta y aprende cuanto puedas! No te tomes todo tan en serio.

Y, si alguna vez yerras el camino, recuerda que todos los llamados «éxitos» de la vida (los estudios que se publican, los manuales, canciones y libros que ven la luz) reposan sobre los cimientos de miles de intentos fallidos. Y es que caer y equivocarse forma parte de la condición humana. Sin embargo, tú decides cómo respondes a las caídas. Aprender a perdonarte las fallas hará de ti tu mejor amistad.

Antes de ponerme a escribir este libro, yo ya había aprendido que la perfección está condenada a fracasar: solo se salva la comida de mi madre. Y es que, esos dardos fuera de diana serán tus mayores maestros: los que van a ponerte los pies en el suelo. La pregunta que se falla en el examen es la que más se acaba recordando.

La psicóloga Susan Nolen propone el perdón para soltar la rumiación de lo que ha ocurrido (y, con ella, la venganza y la maquinación). Porque perdonar es centrarse en sanar el dolor, dejar de darle vueltas. Perdonar es poner el foco en ti.

Fracasar es vivir. Si nunca fracasáramos, me pregunto si seríamos capaces de vivir una vida plena, de abrazar los placeres que esta ofrece. Una crisis puede ser una alarma para recalibrar la dirección tomada y el simple y llano recordatorio de que tu existencia es imperfectamente humana. Las personas no avanzan cuando se libran de fracasar: eso es lo que algún pececito travieso quiere que creas. «¡Qué mejor protección que tender a la perfección!», te dirá. «Sí, pero no voy a esperar a alcanzarla para empezar a vivir mi vida», le responderás tú.

RECAPITULANDO

- La flexibilidad llega cuando, pese a que aparezca un pensamiento, te sientes libre para decidir y actuar de otra forma. Así, en vez de quedarte rumiando, te centras en vivir.
- La defusión cognitiva te permite separarte de tus pensamientos para observarlos desde una perspectiva más objetiva. Así, se convierten en algo que te ocurre, y no en una realidad inamovible.
- La dificultad para ser flexible no es la falta de conocimientos, sino la sensación de no poder hacer algo de un modo diferente. Debes trabajar la aceptación y la compasión, así como revisar los valores que guían tu vida.
- Para comprometerse con la vida, es necesario que primero sepas hacia dónde quieres ir y clarifiques tus valores.
- Las estrellas polares sirven para que recuperes el rumbo hacia tus valores en caso de que te desvíes del camino.

LA MEJOR VIDA QUE PODRÍAS IMAGINAR

La vida no se trata de descubrir la verdad más absoluta, diga lo que diga nuestra rumiación. La gente que se dedica a investigar, en muchas ocasiones, con suerte llega a descartar algo, como una hipótesis fallida. Es una forma de vivir y un compromiso, no un resultado.

Si bien nuestra mente tiende a escuchar a la rumiación como un niño escucha con los ojos muy abiertos un cuento por primera vez, mi consejo es que intentes despegarte de aquello en lo que crees. Por eso, quiero hablarte de Dani, un cura que se dedica a predicar en redes sociales y una figura a la que aprecio mucho por la manera que tiene de vincularse con aquello que le es ajeno o contrario a sus creencias o forma de vida. A este hombre le hicieron una vez una pregunta bastante hostil: «¿Qué vas a hacer cuando te mueras y descubras que todo en lo que crees es mentira?». En vez de ofenderse (o de sobrepensar), Dani se cuestionó con mucha libertad la pregunta: «Pues, gracias a algo que, llegado el caso, puede resultar ser mentira, estoy viviendo la mejor vida que podría imaginar».

El contenido de tu rumiación nunca va a ser tu mejor aliado. Tu mejor aliado eres tú. Tú dándote la oportunidad de aprender. Tú desapegándote de esa idea de que debes saber el cómo, el cuándo y el dónde en todo momento y que, si no, te perderás en la vida. Todo empieza por lo que vas a hacer ahora mismo, incluso aunque todavía no sepas lo que quieres.

Porque, si no lo sabes, tendrás que descubrirlo mientras lo vives y lo construyes.

No te quedes solo con lo que yo digo y con mi forma de decirlo, por eso este libro está lleno de ejercicios prácticos: para que saques tus propias conclusiones. Mi mejor recomendación es que te animes a vivir, que te lances a esas miles de experiencias que pueden hacer que, aquello que leyendo este libro no entendiste o no conectaste, un día algo en ti haga clic y, quizá, ese día te acuerdes de mí.

No te cases con tus ideas, y menos si vienen de tu rumiación.

No te creas nada: no lo necesitas para tener una vida plena y llena de verdad.

Vuelve a conectar con tu identidad, con la experiencia del sentir y vivir aquí y ahora.

Vuelve, siempre que te pierdas, a tu estrella polar y recalibra tu telescopio de vez en cuando.

Pero, principalmente, intenta no sobrepensar: pocas veces será la solución.

AGRADECIMIENTOS

Me he dado cuenta de que escribir un libro es un proceso solitario. Aunque resulte paradójico, sé que este libro no habría visto la luz sin muchas de las personas que directa e indirectamente han tenido un impacto en mi vida.

Oscar Asorey y Xavi Pellicer fueron las primeras personas que confiaron en mí. Oscar, mi profesor, dio el banderazo de salida a mi carrera profesional. Gracias a él, Enric Buxaderas pudo enseñarme que se puede ser psicólogo, empresario y persona al mismo tiempo. Darme la libertad de crecer a mi ritmo y con mi propia creatividad fue el mejor regalo que pudo hacerme. Durante la pandemia, las terapias contextuales llegaron a mi vida gracias a Dani Borrell, que me enseñó a parar y a cerrar los ojos sin tanta culpa. Las meditaciones y las prácticas que elaboré son, en gran parte, gracias a su amable y cálida enseñanza.

Gracias al psicólogo David Gómez por su generosidad, amistad y compañerismo.

Gracias a Paco Arrojo por enseñarme a cantar incluso en el dolor.

Gracias a aquellas personas valientes que se citan conmigo y están dispuestas a meterse en el fango más profundo para sacar algo valioso: espero que se vean reflejadas en cada página de este libro.

Gracias a Miriam por su fortaleza y esperanza en los peores momentos.

Gracias a la psikifamily, mi comunidad de Instagram (Psikigai), por su alegría, su participación, su generosidad y su paciencia durante el proceso de creación de este libro.

Gracias a Juanjo Macías por acompañarme en mis luces y mis sombras, en los vértices y en aquello que no se dice. Gracias por tu apoyo durante el proceso de escritura, tus recursos y enseñanzas.

Aprovecho para agradecer también al equipo de Psicoflix y sus ponentes su maravillosa y eficaz formación humana. Gracias a José Molinero por su alegría al enseñar: soy como una señora de setenta años con Bertín Osborne en lo que a este señor se refiere.

Gracias a los investigadores que dedican su vida a la enseñanza, la psicoterapia y la educación: sus trabajos me han permitido nutrirme, escribir y reenamorarme de la psicología.

Gracias a Carolina, mi editora, por su mimo, comprensión y confianza.

Gracias a Paula, por guiarme cuando no veía nada.

Gracias a Andreu porque, aunque venga a mi casa a robar comida, siempre está a mi lado.

Gracias al Club de la Pamela y a Alba. Sus risas forman parte de este libro y de mi infancia.

Gracias a Gerard por tu apoyo incondicional, tu amor, tu amistad y tus tortillas.

Gracias a Patuco, por protegerme y siempre inspirarme.

Gracias a mis amigos y mi familia: no hay espacio en estas líneas para nombraros y agradeceros todo lo que hacen por mí.

BIBLIOGRAFÍA

Blancas-Guillen, J., Ccoyllo-Gonzalez, L., y Valencia, P. D. (2023). Experiential Avoidance and Hyperreflexivity as Variables Associated with Depression: A Process-Based Approach. *Acta Colombiana de Psicología*, 26(2), 198-210. https://www.doi.org/10.14718/ACP.2023.26.2.16

Bruner, J. S. (1984). Acción, pensamiento y lenguaje. Alianza.

Dio Bleichmar, E. (2009). Una teoría sobre el conocimiento intersubjetivo implícito. *Clínica y Salud*, 20(3), 211-224. http://scielo.isciii.es/scielo.php?script=sci_arttext&pid=S1130-52742009000300003&lng=es&tlng=es

Gil-Luciano, B., Calderón-Hurtado, T., Tovar, D., Sebastián, B., y Ruiz, F. J. (2019). How are triggers for repetitive negative thinking organized? A relational frame analysis, *Pcicothema*, 31(1), 53-59. https://doi.org/10.7334/psicothema2018.133

Harris, M. J., y Rosenthal, R. (1985). Mediation of interpersonal expectancy effects: 31 meta-analyses. *Psychological Bulletin*, 97, 363-386.

Harris, R. (2021). *Hazlo simple*. Obelisco.

Hayes, S. C., Brownstein, A. J., Zettle, R. D., Rosenfarb, I., y Korn, Z. (1986). Rule-governed behavior and sensitivity to changing consequences of responding. *Journal of the Experimental Analysis of Behavior*, 45, 237-256.

Hayes, S. C., Luoma, J. B., Bond, F. W., Masuda, A., y Lillis, J. (2006). Acceptance and commitment therapy: Model, processes and outcomes. *Behavior Research and Therapy*, 44(1), 1-25. https://doi.org/10.1016/j.brat.2005.06.006

Hayes, S. C., Strosahl, K. D., y Wilson, K. G. (2012). *Acceptance and Commitment Therapy: The process and practice of mindful change* (2.ª ed.). Guilford Press.

Hayes, S. C., Wilson, K. G., Gifford, E. V., Follette, V. M., y Strosahl, K. (1996). Experiential avoidance and behavioral disorders: A functional dimensional approach to diagnosis and treatment. *Journal of Consulting and Clinical Psychology*, 64(6), 1152-1168. https://doi.org/10.1037/0022-006X.64.6.1152

Linehan, M. M., Cochran, B. N., y Kehrer, C. A. (2001). Dialectical Behavior Therapy for Borderline Personality Disorder. En *Clinical Handbook of Psychological Disorders*. The Guilford Press.

López-Palomo, L. E., Vargas-Nieto, J. C., y Ruiz, F. J. (2022). Efficacy of acceptance and commitment therapy focused on repetitive negative thinking in fibromyalgia: A randomized multiple-baseline design. *Revista de Psicoterapia*, 33(122), 85-104. https://doi.org/10.33898/rdp.v33i122.1150

Luciano, C., Páez-Blarrina, M., y Valdivia-Salas, S. (2010). La terapia de aceptación y compromiso (ACT) en el consumo de sustancias como estrategia de Evitación Experiencial. *International Journal of Clinical and Health Psychology*, 10(1), 141-165.

Luciano, C. (2017). The Self and Responding to the Owns Behavior. Implications of Coherence and Hierarchical Framing. *International Journal of Psychology & Psychological Therapy*, 17, 267-275.

Luciano, M. C., y Hayes, S. C. (2001). Trastorno de evitación experiencial. *International Journal of Clinical and Health Psychology*, 1, 109-157.

Macías Morón, J. J., y Valero Aguayo, L. (2021). *Fundamentos y aplicaciones clínicas de FACT: Una intervención para abordar el sufrimiento humano a través de las terapias contextuales*. Pirámide.

Marsha M. Linehan, Bryan N. Cochran, y Constance A. Kehrer. (2001). Dialectical Behavior Therapy for Borderline Personality Disorder. En *Clinical Handbook of Psychological Disorders*. The Guilford Press.

Martínez Novoa, M. (2002). *Que sea amor del bueno: Por qué la responsabilidad afectiva es clave en tus relaciones*. Zenith.

McCracken, L. M. (1998). Learning to live with the pain: acceptance of pain predicts adjustment in persons with chronic pain. *Pain*, 74(1), 21-27.

Nolen-Hoeksema, S. (2003). *Women Who Think Too Much*. Piatkus.

Nolen-Hoeksema, S., Morrow, J., y Fredrickson, B. L. (1993). Response styles and the duration of episodes of depressed mood. *Journal of Abnormal Psychology*, 102(1), 20-28. https://doi.org/10.1037/0021-843X.102.1.20

Nolen-Hoeksema, S., Wisco, B. E., y Lyubomirsky, S. (2008). Rethinking rumination. *Perspectives on Psychological Science*, 3(5), 400-424. https://doi.org/10.1111/j.1745-6924.2008.00088.x

Papageorgiou, C., y Wells, A. (2004). *Depressive rumination: nature, theory, and treatment*. John Wiley & Sons.

Pérez-Álvarez, M. (2008). Hyperreflexivity as a condition of mental disorder: A clinical and historical perspective. *Psicothema*, 20(2), 181-187.

Pérez-Álvarez, M. (2012). *Las raíces de la psicopatología moderna. La melancolía y la esquizofrenia* [*The roots of modern psychopathology. Melancholia and schizophrenia*]. Pirámide.

Pérez-Álvarez, M. (2023). *El individuo flotante*. Pirámide.

Pinker, S. (2012). *El instinto del lenguaje: Cómo la mente construye el lenguaje*. Alianza.

Piaget, J. (1952). *The origins of intelligence in children*. International Universities Press.

Rosenthal, R., y Jacobson, L. (1968). *Pygmalion in the Classroom*. Holt, Rinehart & Winston.

Ruiz, F. J., Gil-Luciano, B., y Segura-Vargas, M. A. (2021, en prensa). Cognitive defusion. En M. P. Twohig, M. E. Levin y J. M. Petersen (eds.), *Oxford handbook of acceptance and commitment therapy*. Oxford University Press.

Scheier, M. F., y Carver, C. S. (1985). Optimism, coping, and health: assessment and implications of generalized outcome expectancies. *Health Psychology*, 4(3), 219.

Törneke, N., Luciano, C. y Valdivia-Salas, S. (2008). Rule-governed behavior and Psychological Problems. *International Journal of Psychology and Psychological Therapy*, 8, 141-156.

Vygotsky, L. S. (1983). *Pensamiento y lenguaje*. La Pléyade.

Wells, A. (2019). *Metacognitive Therapy for Anxiety and Depression*. Desclée De Brouwer.

Wilson, K. G. (2023, febrero 1). *Unpacking fusion with rigid self identities*. YouTube. https://www.youtube.com/watch?v=Jzlo7qEcbFo

Wilson, K. G., y Luciano, M. C. (2002). *Terapia de aceptación y compromiso. Un tratamiento conductual orientado a los valores*. Pirámide.

Wilson, K. G., Hayes, S. C., Gregg, J., y Zettle, R. D. (2001). Psychopathology and psychotherapy. En S. C. Hayes, D. Barnes-Holmes y B. Roche (eds.), *Relational Frame Theory. A post-skinnerian account of human language and cognition* (pp. 211-237). Kluwer Academic/Plenum Publishers.

Yalom, I. (1980). *Existential Psychotherapy*. Library of Congress.

Yalom, I. (2002). *El don de la terapia*. Emecé.